杏林录

赵英华

主编 ◎ 赵英强　路美娟　王娟

赵英强临证
医案精析

中国科学技术出版社

·北京·

图书在版编目（CIP）数据

杏林英华录 / 赵英强，路美娟，王娟主编 . -- 北京：中国科学技术出版社，
2025. 5. -- ISBN 978-7-5236-1248-4

Ⅰ . R249.7

中国国家版本馆 CIP 数据核字第 2025AA0179 号

策划编辑　韩　翔　于　雷
责任编辑　韩　翔
文字编辑　靳　羽　卢兴苗
装帧设计　佳木水轩
责任印制　徐　飞

出　　版　中国科学技术出版社
发　　行　中国科学技术出版社有限公司
地　　址　北京市海淀区中关村南大街 16 号
邮　　编　100081
发行电话　010-62173865
传　　真　010-62179148
网　　址　http://www.cspbooks.com.cn

开　　本　710mm×1000mm　1/16
字　　数　187 千字
印　　张　12.25
版　　次　2025 年 5 月第 1 版
印　　次　2025 年 5 月第 1 次印刷
印　　刷　北京博海升彩色印刷有限公司
书　　号　ISBN 978-7-5236-1248-4/R·3429
定　　价　58.00 元

编著者名单

主　编　赵英强　路美娟　王　娟

副主编　刘妍坤　李　甜　卞春辉　蔡晓月　周　巍

编　者　（以姓氏笔画为序）

任禹诚　李玉杰　杨　朔　张建祥　张秋月

陈　莉　陈善夫　范莉彬　郭俊池　黄　芳

穆丽婷

内容提要

学习和研究医案，不仅能丰富和深化理论知识，还可以提高临床诊疗水平，开阔视野，启迪思路。本书作者赵英强教授从医40余载，诊治患者数万名，诊治细心，疗效显著。在辨病辨证、病机探讨及处方用药方面形成了较为完善的体系。全书先论述了赵英强教授的辨证思路及用药规律，后对其胸痹心痛医案、心悸医案、眩晕医案、心力衰竭医案、杂病医案等典型病例进行详细论述，包括症状、体征、舌象、脉象，部分医案还描述了西医诊断，并在每个医案后附按语，阐述其辨证及用药思路，便于读者学习辨析。本书医案翔实，贴合临床实际，可供临床医师及中医学子学习参考，以便提高诊治疗效。

前　言

　　医案的学习是中医教学中不可或缺的一个环节。学生们完成内科、外科、妇科、儿科等内容的学习后，面对患者的具体病症仍感到无从下手，究其原因就是缺少了临摹看病的过程，而医案恰恰起到了这个作用。古今医家均出版过大量的医案书籍，如《圣济总录》《临证指南医案》等。这些医案各具特色，也各有缺憾。《圣济总录》不论脉象，《临证指南医案》在选择上不够精简，许多相似医案罗列其中，因此受到徐灵胎的诟病。赵英强教授在辑选医案时很注意，特意从多年来积攒的数千例医案记录中精选了一些具有代表性、指导及启发意义的，有详细的症状、体征、舌象、脉象。诊断中还附有西医诊断，给读者更多的参考价值，也便于检索。书中不仅有传统的医案，还补充了必要的现代医学知识，如冠心病、高血压的危险因素，心力衰竭的病理过程等，体现了与时俱进的特点。

　　值得注意的是，书中按语占据较大篇幅，以期帮助读者理解学习。很多人读医案感觉费脑，是因为中医治疗需要分析理、法、方、药。这个思考过程是隐含在医案之中的，不经过指点往往要花费大量时间去琢磨，而本书的每个案例后面附按语，对该病的历史沿革、辨证分型、方剂加减予以详述，甚至还对方中每味药的作用进行了分析，读起来非常省时省力。可以说，若能认真学习书中医案，临床诊疗水平定会有所提高。

　　赵英强教授的治疗特点是食古能化，处方用药量并不拘泥于古方。古今患者所处环境不同，疾病谱也有很大变化，如三十年前的人生病，会与现在人生病的病因病机等有很大不同。赵英强教授诊疗紧扣当今人群亚健康特点，虽不是照搬古方，但用药理法处处不离规矩。仔细分析其处方用药，既是对古方的分解、整合，也颇具个人特色。这正是本书的高光之处。

编　者

目　录

绪篇　辨病辨证思路与用药规律

在辨病辨证方面，赵英强教授要求在全面收集患者病情信息的基础上严格按照中医辨证论治的思想，做好疾病的辨证分型。首先，赵英强教授提出依据主诉归纳主症及兼夹症，主症是治疗的重点、核心，而兼夹症的治疗对疗效及患者的生活质量同样具有重要意义，必须将患者的病情信息全面收集、高度概括，避免遗漏。其次，赵英强教授尤其重视舌脉，因舌脉的观察及体会是中医治疗的核心和特色，认为"邪气入里，虚实寒热之机必现于舌脉"，推崇"惟验舌上苔色之滑、燥、浓、薄，昭若冰鉴，无所遁形"，提倡望舌时要遵循整体观，先从"胃神根"、润燥薄厚、灵活动度等方面判断舌的基本状态，再着重观察舌苔、舌质，如部分患者出院后病情恢复稳定，但舌质暗红、舌苔剥脱，赵英强教授对此类患者尤为关注，屡屡强调舌苔对疾病的前期诊断和晚期预后的重大意义。然后，赵英强教授要求诊脉必须严格依据28脉判断疾病的分型，如"浮洪濡散芤革"属表、"沉伏牢弱"属里、"迟缓涩结"属寒、"数疾促动"属热、"虚细微代短"属虚、"实滑弦紧长大"属实，对《脉经》及《濒湖脉学》极为推崇，看诊时常与患者交流脉象，如"滑脉流利往来，如珠之应指"。最后，赵英强教授认为主诉问诊时应参照"十问歌"，即"一问寒热二问汗，三问头身四问便，五问饮食六问胸，七聋八渴俱当辨，九问旧病十问因"，按照一定的顺序对病情信息进行全面收集，并在此基础上归纳和诊断。

在探求病机方面，赵英强教授推崇参考《黄帝内经》的"病机十九条"。例如，赵教授将其中专属于五脏的病机加以总结整理，提倡脏腑辨证，时常强调"诸风掉眩，皆属于肝；诸寒收引，皆属于肾；诸气膹郁，皆属于肺；诸湿肿满，皆属于脾；诸痛痒疮，皆属于心"。若患者身痒,大便不通,睡眠不佳,舌红大,脉沉细,赵英强教授认为根据"诸痛痒疮,皆属于心",临床应诊断为心阴虚,治法选择"滋养心阴,滋阴承气",治疗效果显著。赵英强教授主张将"治未病"思想作为中医治疗的核心,辨治高血压病时,在辨证肝阳上亢的基础上,常强调"见肝之病,知肝传脾",治疗中将平肝潜阳与健脾益气有机结合,并针对青年高血压及老年高血压等不同类型进行调整用药,形成独树一帜的高血压辨治体系。此外,赵英强教授认为五行五脏的"生克乘侮"规律对中医的辨证和辨病机具有重要意义,推崇内经理论"亢则害,承乃制,制则生化",即调整患者的五行阴阳,以达到和平协调的状态。若患者睡眠不佳 2 年余,近期加重,伴咳嗽、肋胀、易怒、血压高,赵英强教授指出该病定病位在心,以心病为主,病机在于高血压等导致肝气不舒,基于肝为心之母脏,"母病及子",肝气郁结犯心致心阴亏损,导致患者睡眠不佳加重,治疗应以疏肝理气为首要,以养心安神为根本,兼夹止咳化痰。

在处方用药方面,赵英强教授提出中医的处方用药应制订严格的标准,在典型疾病治疗过程中的药物处方、药物剂量应统一化和标准化。基于患者同一症状的不同程度区分,赵英强教授拟建立用药分层方案和处方配比原则,以气虚患者补气为例,第一层次(重度气虚),用人参、黄芪;第二层次(中度气虚),用白术、云茯苓;第三层次(轻度气虚),用山药、薏苡仁、白扁豆。再以"阳气不足、心阳不通"患者治疗中的桂枝使用为例,轻度用桂枝 6g,中度用桂枝 10g,重度用桂枝 15g。另外,赵英强教授强调使用带不良反应的药物时要慎重,尤其是术后、出院后的虚证患者,使用水蛭活血化瘀或朱砂重镇安神时,一定要先评估患者的身体情况和耐受程度。赵英强教授屡屡强调在中药治疗中,方剂的使用宜"活"宜"变",不宜生搬硬套、呆板教条。以其辨治高血压眩晕为例,最常用的方剂是《中医内科杂病证治新义》中的"天麻钩藤饮",但用药时常用"杜仲"一药,因为部分高血压眩晕患者年老体衰、舌苔剥脱,虚不受补。若患者"眩晕"之证不显,赵英强教授便将"天麻""钩藤"剔除,同样具有显著的疗效。赵英强教授常常教导临床中方剂的运用宜活不宜死,治疗需"纳方剂之义",而非死记硬背方剂之药,生搬硬套不仅无法达到预期的疗效，还会增加患者的医疗负担和用药风险，需要注意。

赵英强教授躬亲中医临证 40 余载，对患者诊断细致、治疗得当，多年的临证经验在辨病辨证、病机诊断、处方用药三方面形成了完整体系，于我们学子而言如翠墨丹黄、珍宝珠玉，遂将赵英强教授的宝贵经验梳理成册，汇为一编，供医林学子学习参考。

上篇　心系病证医案精析

胸痹心痛

【医案1】李某，男，67岁，2023年7月16日就诊。诉间断胸闷憋气13年，加重伴双下肢乏力1个月。症见：间断胸闷憋气，伴一过性剑突下不适，无明显胸背痛及放射痛，胃内烧灼感，纳少，食后胃部不适加重，寐差，小便可，大便须助便治疗。舌质暗紫，苔厚，苔色白，语声正常，气息平和，脉弦细。

中医诊断：胸痹（气阴两虚证）。

西医诊断：冠状动脉粥样硬化性心脏病；不稳定型心绞痛。

处方：党参10g，桂枝10g，白术10g，茯苓20g，甘草10g，山药10g，生薏苡仁30g，莱菔子10g，木香10g，柴胡10g，白芍20g，川芎10g，牛膝10g，郁金10g，当归20g，桃仁10g。

按语：胸痹，作为中医病名，其发生与寒邪内侵、饮食失调、情志失节、劳倦内伤、年迈体虚等因素密切相关，病机总属本虚标实。具体而言，心脉痹阻是胸痹的主要病机，涉及肝、脾、肾、肺等脏腑，气血阴阳不足，导致心脉失养、不荣则痛；同时，气滞、血瘀、寒凝、痰湿等邪气痹阻心脉，不通则痛，共同构成胸痹的病机特点。胸痹的典型症状包括胸部闷痛，甚至胸痛彻背，喘息不得卧，常伴有心悸、气短、自汗等症状。疼痛多为反复发作性，持续时间从几秒到几十分钟，休息或用药后可缓解。在严重情况下，可见疼痛剧烈，持续不解，伴有汗出肢冷、面色苍白、唇甲青紫等危急症状，存在猝死的风险。胸痹的治疗原则强调先治其标，后治其本，先从祛邪入手，再予扶正。治疗手段多样，包括药物治疗、针灸治疗等。药物治疗方面，常用的药物如速效救心丸、复方丹参片等，具有活血化瘀、通脉止痛的功效。针灸治疗则是通过刺激相关穴位，如内关、膻中、厥阴俞等，达到疏通经络、调和气血的目的，有助于缓解胸痹症状。要想预防胸痹的发生和复发，患者应注意调摄精神，避免情绪波动；注意生活起居，保持寒温适宜；注意饮食调节，避免过食肥甘厚味及烟酒刺激之品；注意劳逸结合，坚持适当活动，如散步、太极等轻中度运动，有助于心脏健康，减少胸痹的发病风险。胸痹，作为中医临床常见的心脏疾病，其病机复杂，治疗需综合考虑标本兼治。通过合理的生活方式调整、药物治疗及针灸等综合治疗手段，可以有效控制病情，提高患者的生活质量。预防措施同样重要，通过健康的生活习惯，可以显著降低胸痹的发生率和复发率。

本案患者有冠状动脉支架手术史、急性心肌梗死病史，西医诊断为冠状动脉粥样硬化性心脏病（简称冠心病）。冠心病是冠状动脉粥样硬化使管腔狭窄或阻塞，导致心肌缺血、缺氧而引起的心脏病，与冠状动脉功能性改变即冠状动脉痉挛，统称为冠心病，亦称缺血性心脏病。

患者双下肢渐进性无力伴大便无力，考虑是多次行冠状动脉造影术、冠状动脉支架置入术等耗伤气血，气虚血无力运行，痹阻心脉，导致患者胸闷憋气、阵发性心前区疼痛，证属气阴两虚。处方以归脾汤为基础益气补血，在"健脾益气"方面加用山药、生薏苡仁，在"补血活血"方面加用桃仁、牛膝，并使用郁金、柴胡、川芎等行气止痛，缓解患者心胸部不适感，加用桂枝以温通经脉。另外，考虑患者胃部灼热感，加用莱菔子减轻胃部灼烧感、反酸等症状。

【医案2】张某，女，66岁，2023年7月23日就诊。诉间断胸闷憋气伴乏力1年。症见：间断胸闷憋气，伴乏力，体力活动后加重，时有自汗，无心前区及背部疼痛，无心悸，无头晕头痛，无咳嗽咳痰，无反酸胃灼热，无眼前黑矇及晕厥，纳寐可，二便调。舌质暗紫，苔厚，苔色白，脉象弦滑。

中医诊断：胸痹心痛（痰瘀互结证）。

西医诊断：冠心病。

处方：瓜蒌子15g，薤白10g，延胡索10g，莱菔子10g，木香10g，白术 10g，茯苓 20g，川芎 10g，柴胡 10g，白芍 10g，郁金 10g，香附 10g，山药 20g，生薏苡仁 30g，砂仁 15g，豆蔻 15g。

按语： 胸痹是指以胸部闷痛，甚则胸痛彻背，喘息不得卧为主症的一种疾病。该病临床表现最早见于《黄帝内经》。《素问·脏气法时论》曰："心病者，胸中痛，胁支满，胁下痛，肩背肩胛间痛，两臂内痛。"而汉代医家张仲景于《金匮要略》中正式提出了"胸痹心痛"的名称，并设专篇讨论。《金匮要略·胸痹心痛短气病脉证治》曰："夫脉当取太过不及，阳微阴弦，即胸痹而痛，所以然者，责其极虚也。今阳虚知在上焦，所以胸痹心痛者，以其阴弦故也。"将病机归为"阳微阴弦"，即上焦阳气不足，下焦阴寒气盛，为本虚标实之证。制订了瓜蒌薤白剂等专门针对不同的症候进行诊治，以通阳宣痹为主，体现了辨证论治的中医思想。结合历代医家经验，并参考现代医学冠状动脉粥样硬化、心肌梗死等前沿研究，赵英强教授认为，现代的心脏疾病在不采用介入治疗的情况下，多数血管、心脏的器质性病变是不可逆的，用西药只能防止疾病恶化，如稳定斑块、缓解疼痛等。中医学所说的胸痹，与其去治心，不如去养心、护心，从人体脏腑为一个整体去考虑治疗胸痹，需要遵循"虚则补其母，实则泻其子"的子母补泻法。

赵英强教授灵活地将此法运用到中药上。五脏形成一个有机的整体，任何一脏的功能正常发挥，都会受到其他脏的资助或制约。木生火，即肝为心之母脏，子脏病变，可从母脏治之。火生土，即脾为心之子脏，母脏病变，可从子脏治之。因此，赵英强教授研究出"疏肝健脾"法治疗心病的新思路。

处方以瓜蒌薤白半夏汤为基础方进行加减，以通阳行气、温通豁痰，同时加入木香、川芎、延胡索、郁金行气活血散瘀止痛，砂仁、豆蔻、莱菔子缓解胃部不适的症状。根据疏肝健脾法，加入生薏苡仁、茯苓、山药、白术健脾利湿，柴胡疏肝解郁，缓解心区症状。

【医案3】 霍某，女，72 岁，2023 年 7 月 24 日就诊。诉间断心前区不适 9 年，伴心前区及背部疼痛 4 个月，加重 1 天。症见：阵发心前区疼痛，伴后背部疼痛，性质呈刺痛，持续约 10 分钟，活动后加重，口服

"速效救心丸、参松养心胶囊、丹参滴丸"后缓解，无心悸，无胸闷憋气，无头晕头痛，无明显肢体活动障碍，纳差，夜寐欠安，入睡困难，小便数，大便可。舌质暗，苔薄白，脉象弦。

中医诊断：胸痹心痛（气虚血瘀证）。

西医诊断：冠状动脉支架置入术后；高血压；脑梗死。

处方：瓜蒌子15g，延胡索10g，莱菔子10g，木香10g，白术10g，茯苓20g，川芎10g，柴胡10g，白芍10g，郁金10g，香附10g，生地黄20g，当归20g，桃仁10g，合欢皮10g，柏子仁10g。

按语：胸痹这一疾病概念的临床表现最早可追溯至《黄帝内经》，其中《素问·脏气法时论》描述了心病的典型症状，"心病者，胸中痛，胁支满，胁下痛，肩背肩胛间痛，两臂内痛。"这些描述不仅涵盖了胸痹的部位，还涉及疼痛可能辐射的范围，为后世对胸痹的理解奠定了基础。到东汉末年，著名医家张仲景在《金匮要略》中正式提出了"胸痹心痛"的病名，并专门设立篇章来探讨其病因、病机、诊断和治疗。《金匮要略·胸痹心痛短气病脉证治》中指出，"夫脉当取太过不及，阳微阴弦，即胸痹而痛，所以然者，责其极虚也。今阳虚知在上焦，所以胸痹心痛者，以其阴弦故也。"这里，张仲景将胸痹心痛的病机归结为"阳微阴弦"，即上焦阳气虚弱，下焦阴寒之气偏盛，形成了本虚标实的病态。这一理论不仅揭示了胸痹心痛的病理本质，也为后世的治疗提供了方向。根据《金匮要略》的理论，胸痹心痛的治疗应以温通阳气、化痰散结、活血化瘀为主要原则。张仲景在书中提出多个治疗方剂，如瓜蒌薤白白酒汤、瓜蒌薤白半夏汤、薏苡附子散等，分别针对不同类型的胸痹心痛，体现了辨证施治的中医治疗特色。在现代医学中，胸痹心痛的临床表现与冠心病的心绞痛症状高度吻合。冠心病是由于冠状动脉供血不足，心肌缺血所引起的一系列症状，包括胸痛、胸闷、心悸、气短等。从病理生理角度看，冠心病的发生与动脉粥样硬化、血栓形成、冠状动脉痉挛等因素有关，与中医学理论中的"阳微阴弦"、气血运行不畅有相似之处。在现代临床实践中，中医治疗胸痹心痛时，往往结合现代医学的诊断手段和治疗原则，如通过心电图、心脏彩超、冠状动脉造影等检查来明确诊断，再结合患者的具体症状和体征，采用中西医结合的治疗方案。西医的药物治疗、介入治疗与中医的辨证施治、中药治疗、针灸疗法相结合，旨在改善心肌的供血状态，缓解症状，提高患者的生活质量。从《黄帝内经》到《金匮要略》，胸痹心痛的中医学理论经历了从初步描述到系统阐述的发展过程。张仲景提出的"阳微阴弦"理论，为胸痹心痛的辨证施治提供了理论依据，至今仍指导着临床实践。在现代医学的背景下，中西医结合的治疗策略，为胸痹心痛的治疗提供了更加全面和有效的方案，体现了中医学与现代医学的互补优势。五行之间相生相克，既相互制约，又相互转化，因而五脏形成了一个有机的整体，任何一脏的功能正常发挥，都会受到其他脏的资助或制约。木生火，即肝为心之母脏，子脏病变，可从母脏治之。火生土，即脾为心之子脏，母脏病变，可从子脏治之。在长期的临床实践中，赵英强教授深入研究并总结出了一套独特的治疗心病，尤其是胸痹的思路——"疏肝健脾"。这一理论的提出，是对传统中医理论的创新与发展，尤其针对现代社会中因生活压力增大、心理负担重而导致的心脏疾病患者，具有重要的临床意义。赵英强教授在治疗方案中，特别强调了香附、柴胡、郁金三味药物的应用。这三味药物归于肝经，具有疏肝解郁、行气活血的功效，对于缓解现代社会中普遍存在的肝郁气滞症状，如情绪抑郁、胸闷不舒等，有着显著的疗效。在胸痹患者中，这些症状往往与痰阻血瘀并存，通过疏肝解郁，可以从根本上改善气血运行，缓解心痛、胸闷等症状。在"疏肝健脾"的治疗体系中，赵英强教授还巧妙地运用了几味健脾药物，包括茯苓、白术、生薏苡仁、山药等。这些药物不仅能够增强脾胃功能，促进消化吸收，还能针对胸痹患者常见的脾虚湿盛、痰湿阻滞等问题，起到化湿利水、软坚化痰的作用。

本案患者患病日久而耗气伤阴，因气为血之帅，气虚则无以行血，血行不畅则瘀血内停，阻滞心脉，导致心脉失养。舌质暗，苔薄白，脉弦，属本虚标实，气虚血瘀证。处方在基础方归脾汤益气补血、健脾养心安神及活血散瘀汤活血化瘀的基础上，针对寐差的症状，加入合欢皮、柏子仁养心安神。

【医案4】董某，男，67岁，2023年7月23日就诊。诉间断心前区疼痛伴胸闷憋气6年，加重1个月。症见：间断胸闷气，伴心前区刺痛，无大汗出，无心悸，无明显喘息，无咳嗽咳痰，无头晕头痛，纳可，夜寐可，二便调。舌质暗紫，苔厚，苔色黄，脉象弦滑。

中医诊断：胸痹心痛（气滞血瘀证）。

西医诊断：不稳定型心绞痛。

处方：瓜蒌30g，当归20g，川芎10g，桃仁10g，莱菔子10g，延胡索10g，白术10g，茯苓20g，柴胡10g，白芍20g，郁金10g，香附20g，炒山药20g，生薏苡仁30g，砂仁10g，豆蔻10g。

按语：胸痹，作为中医临床常见的心脏疾病，其病机复杂，包含了虚实两方面的病理变化。实邪包括寒凝、气滞、血瘀、痰阻等，这些病理产物阻滞心脉运行，导致气机不畅，表现为胸部闷痛，甚则胸痛彻背等症状。虚损则源于心脾肝肾的亏虚，导致心脉失养，是胸痹发生的内在基础。东汉名医张仲景在《金匮要略》中正式提出了"胸痹"的名称，并对其进行了深入的论述。他将胸痹的病因病机归纳为"阳微阴弦"，即上焦阳气不足，下焦阴寒气盛，认为胸痹是本虚标实的病理状态。张仲景在《金匮要略·胸痹心痛短气病脉证治》中描述了胸痹的主要症状，包括喘息咳唾、胸背痛、短气等，同时指出脉象特点为寸口脉沉而迟，关上小紧数，强调了脉诊在胸痹诊断中的重要性。张仲景特别关注胸痹的"缓急"变化，即心痛时缓时急，但治疗重点在于急症处理。他根据不同证候，精心制订了瓜蒌薤白白酒汤等9张方剂，旨在温通散寒、宣痹化湿，体现了辨证施治的精髓。瓜蒌薤白白酒汤等方剂的应用，不仅体现了对胸痹病因病机的深刻理解，也为后世提供了治疗胸痹的经典方剂。

根据本证的临床特点分析，主要与西医学冠心病密切相关。冠心病是冠状动脉血管发生动脉粥样硬化病变而引起血管腔狭窄或阻塞，造成心肌缺血、缺氧或坏死而导致的心脏病，致病原因包括炎症、栓塞等导致管腔狭窄或闭塞。可见，中西医均认为本病存在"不通"的情况。

处方中瓜蒌清热涤痰，宽胸散结，润燥滑肠；当归养血活血；川芎活血行气，祛风止痛；桃仁活血祛瘀；莱菔子消食除胀，降气化痰；延胡索活血，行气，止痛；白术健脾益气，燥湿利水；茯苓利水渗湿，健脾，宁心安神；柴胡疏肝解郁，升举阳气；白芍养血，平抑肝阳；郁金活血止痛，行气解郁；香附疏肝解郁，理气宽中；炒山药健脾补肺；薏苡仁利水渗湿，健脾止泻；砂仁化湿开胃，温脾止泻，理气；豆蔻化湿行气，温中止呕。诸药合用，共奏理气解郁，活血化瘀之功。

【医案 5】患者，男，64 岁，2022 年 7 月 11 日就诊。诉阵发性胸痛 4 天，阵发性胸前区疼痛，时有头晕，无恶心呕吐，纳可，寐欠安，大便干。舌质暗红，苔白，边有齿痕，脉弦。

中医诊断：胸痹。

西医诊断：冠状动脉支架置入术后；高血压。

处方：瓜蒌 30g，延胡索 10g，薤白 10g，川芎 10g，郁金 10g，莱菔子 10g，木香 10g，香附 20g，砂仁 15g，白豆蔻 10g，苍术 10g，石菖蒲 20g，酸枣仁 25g，柏子仁 10g，远志 10g，合欢皮 10g。7 剂，水煎服，日两服。

二诊：阵发性胸痛缓解，无恶心呕吐，纳可，寐欠安，大便干。舌质暗红，苔白，脉弦。

处方：瓜蒌 30g，半夏 10g，薤白 10g，莱菔子 10g，川芎 10g，木香 10g，香附 20g，郁金 10g，柴胡 10g，白芍 20g，桂枝 10g，首乌藤 10g，当归 20g，桃仁 10g，酸枣仁 25g，柏子仁 10g。7 剂，水煎服，日两服。

按语：胸痹，一种以胸部闷痛、甚则胸痛彻背，喘息不得卧为主要临床表现的疾病，在中医学理论中，其病机包含了虚实两方面的复杂病理变化。实邪方面，寒凝、气滞、血瘀、痰阻等病理产物阻滞心脉运行，导致气机不畅，气血运行受阻，是胸痹发生的重要病理基础。虚损方面，则涉及心、脾、肝、肾等脏腑功能的亏虚，导致心脉失养，是胸痹发生的内在原因。根据本证的临床特点，主要与现代医学冠心病密切相关。冠心病是冠状动脉血管发生粥样硬化病变而引起血管腔狭窄或阻塞，造成心肌缺血、缺氧或坏死而导致的心脏病，还包括炎症、栓塞等导致管腔狭窄或闭塞。可见，中西医均认为本病存在"不通"的情况。

瓜蒌薤白半夏汤来源于《金匮要略》，有行气解郁，通阳散结，祛痰宽胸的功效。《金匮要略·胸痹心痛短气病脉证治》云："胸痹不得卧，心痛彻背者，瓜蒌薤白半夏汤主之。"处方中瓜蒌具有润肺止咳，宽胸散结之功效；薤白具有通阳散结，行气导滞之功效；半夏具有降逆止呕，燥湿化痰等功效；川芎具有活血通脉之功效；柴胡、香附具有理气止痛之功效；当归可补气活血；木香能行气温中。诸药合用，可发挥疏通经络，益气活血之功效。

【医案6】患者，男，63岁，2023年1月3日就诊。诉心前区不适4年，加重1周。患者4年前因心前区不适行冠状动脉造影检查，示：左主干未见明显狭窄，前降支中狭窄90%，回旋支未见明显狭窄，右冠近段局限性70%狭窄。后于前降支置入支架1枚，术后规律服药。近1周自觉无明显诱因胸闷心前区不适，自服麝香保心丸可缓解，复查冠状动脉造影，支架内通畅，右冠近段局限性70%狭窄。患者神清，精神一般，面色暗红，时有胸闷，心前区不适，伴乏力，气短，夜寐欠安，纳差，小便可，大便秘结。舌质暗淡，苔白腻，舌下静脉迂曲成团，脉沉缓。

中医诊断：胸痹（气虚血瘀证）。

西医诊断：冠心病心绞痛；冠状动脉支架置入术后。

处方：党参10g，黄芪20g，瓜蒌子15g，瓜蒌皮15g，丹参15g，川芎10g，炙甘草6g，当归15g，郁金10g，赤芍10g，降香8g，陈皮10g，麦冬10g，酸枣仁25g，柏子仁10g，远志10g。7剂，水煎服，日两服。

二诊：近1周胸闷发作3次，每次持续约10秒，乏力、气短较前稍缓，夜寐一般，大便较前易解，小便可。舌质暗淡，苔白，舌下静脉迂曲成团稍改善，脉沉缓。患者主症稍缓解，但仍有乏力，气短，夜寐欠安，较前方加琥珀3g，镇静安神。

处方：党参10g，黄芪20g，瓜蒌子15g，瓜蒌皮15g，丹参15g，川芎10g，炙甘草6g，当归15g，郁金10g，赤芍10g，降香8g，陈皮10g，麦冬10g，酸枣仁25g，柏子仁10g，远志10g，琥珀3g。14剂，水煎服，日两服。

三诊：患者诉近2周胸闷发作2次，每次持续时间较前稍短，乏力、气短等症状明显缓解，整体精神状态明显改善，二便调，夜寐安。前方加茯苓10g，茯神10g，健脾护胃，兼以安神。

按语：胸痹，一种以胸部闷痛，甚则胸痛彻背，喘息不得卧为主要表现的心脏疾病，在中医学理论中占有重要地位。其病机复杂，既有实邪的阻滞，如寒凝、气滞、血瘀、痰阻等，导致心脉运行受阻，气机不畅；也有虚损的表现，如心脾肝肾的亏虚，使心脉失养，气血运行不畅。这种虚实夹杂的病理特点，体现了中医对疾病本质的深刻洞察。东汉名医张仲景在《金匮要略》中，正式提出了"胸痹"这一病名，并进行了详细的论述。在《金匮要略·胸痹心痛短气病脉证治》中，张仲景描述了胸痹的典型症状，如喘息咳唾，胸背痛，短气等，并通过脉象分析，将病因病机归纳为"阳微阴弦"，即上焦阳气不足，下焦阴寒气盛。这一理论，不仅揭示了胸痹的病机本质，也为后世的辨证施治提供了理论依据。根据胸痹的病机特点，中医治疗胸痹时，通常采用辨证施治的原则。对于实证，如寒凝、气滞、血瘀、痰阻等，采用温阳散寒、行气活血、化痰开窍等方法，以通调心脉，恢复气机畅通；对于虚证，如心脾肝肾的亏虚，采用补益心气、健脾益肾、养血安神等方法，以滋养心脉，增强心脏功能。在具体治疗中，还会根据患者的具体病情，灵活调整用药，以达到最佳的治疗效果。随着现代医学的发展，中医治疗胸痹的手段也得到了丰富和发展。在保持传统辨证施治原则的基础上，现代中医还结合现代医学的检查手段，如心电图、心脏超声等，以更准确地诊断病情。在药物治疗方面，除了传统的中药配方，还开发了多种中成药，如复方丹参滴丸、血府逐瘀丸等，用于改善心肌供血、缓解心绞痛。此外，针灸、推拿等非药物治疗方法，也被广泛应用于胸痹的治疗中，以提高治疗效果，改善患者的生活质量。胸痹作为中医学理论中一种重要的心脏疾病，其治疗理念和方法体现了中医辨证施治、整体调治的核心思想。从《金匮要略》到现代，中医对胸痹的认识和治疗不断深化，不仅丰富了治疗手段，还提高了治疗效果，为胸痹患者提供了更多元、更有效的治疗选择。在临床实践中，中西医结合的治疗策略，能够更好地发挥各自的优势，为胸痹患者提供更全面、更个性化的治疗方案。

根据本证的临床特点，主要与现代医学冠心病密切相关。冠心病是冠状动脉血管发生动脉粥样硬化病变而引起血管腔狭窄或阻塞，造成心肌缺血、缺氧或坏死而导致的心脏病，致病原因还包括炎症、栓塞等导致管腔狭窄或闭塞。可见，中西医均认为本病存在"不通"的情况。

处方中丹参具有凉血消痈，活血通络之功效；瓜蒌具有润肺止咳，宽胸散结之功效；川芎具有活血通脉的功效；当归可补气活血；降香能行气温中；炙甘草可对诸药加以调和。诸药合用，可发挥疏通经络、益气活血之功效。

【医案 7】患者，男，64 岁，2022 年 7 月 11 日就诊。诉阵发性胸痛 4 天。症见：阵发性胸前区疼痛，时有头晕，无恶心呕吐，纳可，寐欠安，大便干，舌质暗红，苔白，边有齿痕，脉弦。

中医诊断：胸痹。

西医诊断：冠状动脉支架置入术后，高血压。

处方：瓜蒌 30g，延胡索 10g，薤白 10g，川芎 10g，郁金 10g，莱菔子 10g，木香 10g，香附 20g，砂仁 15g，白豆蔻 10g，苍术 10g，石菖蒲 20g，酸枣仁 25g，柏子仁 10g，远志 10g，合欢皮 10g。7 剂，水煎服，日两服。

二诊：阵发性胸痛缓解，无恶心呕吐，纳可，寐欠安，大便干。舌质暗红，苔白，脉弦。

处方：瓜蒌 30g，半夏 10g，薤白 10g，莱菔子 10g，川芎 10g，木香 10g，香附 20g，郁金 10g，柴胡 10g，白芍 20g，桂枝 10g，首乌藤 10g，当归 20g，桃仁 10g，酸枣仁 25g，柏子仁 10g。7 剂，水煎服，日两服。

按语：冠心病，作为威胁人类健康的主要心血管疾病之一，其在中医学理论中被归类于"胸痹""心痛""真心痛"等范畴，这体现了中医对冠心病临床症状的深入理解和分类。中医学认为，冠心病的病机特点属于"本虚标实"，其中"本虚"主要表现为气虚、阳虚、气阴两虚，反映心肌供血不足、心气虚弱的状态；"标实"则表现为气滞、血瘀、痰浊、寒凝，这些实邪阻滞气血运行，加重心肌缺血缺氧，导致冠心病症状加重。特别还提出"胸痹缓急"，心痛有时缓，有时急，但重在急。在治疗上，根据不同证候，制订了瓜蒌薤白白酒汤等 9 张方剂，以取温通散寒，宣痹化湿之效。

根据本证的临床特点，主要与现代医学冠心病密切相关。冠心病是冠状动脉血管发生动脉粥样硬化病变而引起血管腔狭窄或阻塞，造成心肌缺血、缺氧或坏死而导致的心脏病，致病原因还包括炎症、栓塞等导致管腔狭窄或闭塞。可见，中西医均认为本病存在"不通"的情况。

瓜蒌薤白半夏汤出自张仲景《金匮要略·胸痹心痛短气病脉证治》，"胸痹不得卧，心痛彻背者，瓜蒌薤白半夏汤主之。"瓜蒌薤白半夏汤中瓜蒌具有润肺止咳、宽胸散结之功效；薤白具有通阳散结、行气导滞之功效；半夏具有降逆止呕、燥湿化痰等功效；白酒具有行气活血之效。诸药合用，可发挥疏通经络、益气活血之功效。

【医案 8】刘某，男，63 岁，2023 年 10 月 11 日就诊。诉间断胸闷憋气半年，加重伴喘息 1 天。症见：间断胸闷憋气、不能平卧、活动后加重，偶有咳嗽咳痰、痰少色白，无胸背部疼痛，无恶心呕吐，双下肢轻度水肿，纳可，寐差，小便量少，大便可。

中医诊断：胸痹。

西医诊断：急性心力衰竭。

处方：瓜蒌 30g，黄芩 10g，白术 10g，茯苓 20g，砂仁 15g，豆蔻 15g，山药 20g，薏苡仁 30g，柴胡 10g，白芍 20g，郁金 10g，香附 20g，木香 10g，焦三仙（焦山楂、焦麦芽、焦神曲）各 30g，鸡内金 10g，白扁豆 20g，延胡索 10g。7 剂，水煎服，日两服。

按语：胸痹是以胸膺部疼痛、痹阻不通为主要特点的疾病，自胸痹病名创始以来，各时代医家都对其定义和病机有不同见解。古代胸痹的内涵范围较广，涵盖了冠心病等心系病证和其他胸膺部疾病。古籍中胸痹的病因病机理论亦颇为丰富，不仅张仲景提出的"阳微阴弦"重要理论影响后世，还有各家从风、寒、饮食、痰、瘀、清阳等角度阐述胸痹成因，为现代治疗胸膺部疾病提供更夯实的理论基础和更广泛的治疗思路。《素问·痹论》曰："风寒湿三气杂至，合而为痹也。"此条文强调风寒湿等外邪痹阻于脏腑经络，导致痹的发生。其亦提出"饮食自倍，肠胃乃伤"，饮食失宜是导致"痹"的内伤病因。

急性心力衰竭是临床上较为常见的一种心血管疾病类型，具有病情进展迅速、致死率较高等特点，急性发作或加重可导致心功能异常，心脏负荷持续加重，严重者可导致患者出现晕厥、休克等典型症状，进而对其生命安全造成威胁。临床上多项血清标志物的水平变化亦可对病情造成影响，需及时给予诊断和针对性治疗，稳定机体的血流动力学状态，改善临床症状，以达到稳定病情、降低发病率、复发率及死亡率的目的。

处方中瓜蒌宽胸散结；黄芩清热利湿，清火解毒；白术、茯苓、白扁豆健脾利水；砂仁、豆蔻化湿开胃，温中行气；山药、薏苡仁健脾和胃；柴胡、香附疏肝解郁，升举阳气；白芍平抑肝阳；郁金活血止痛，行气解郁；木香行气止痛；焦三仙、鸡内金健脾消食。各药共同作用，以达健脾化湿之效。

【医案9】吕某，男，66岁，2023年10月17日就诊。诉间断胸闷憋气3个月余，加重伴心前区堵塞感1个月。症见：间断胸闷憋气，平卧后加重，偶有汗出，时有心前区堵塞感，无心悸不适，无头晕头痛，偶有咳嗽咳痰，纳一般，寐可，二便可。舌质暗紫，苔薄白，脉弦。

中医诊断：胸痹。

西医诊断：心力衰竭。

处方：瓜蒌30g，枳壳20g，莱菔子10g，木香10g，焦三仙各30g，鸡内金15g，火麻仁10g，郁李仁10g，当归20g，桃仁10g，延胡索10g，柴胡10g，川芎10g，白芍20g，郁金10g，香附20g。

按语：胸痹始于《黄帝内经》，张仲景确立了其病名并扩展其症候，提出阳微阴弦的重要病机。随后历朝历代胸痹理论均有所发展，明清时期其内涵和病机发展达到顶峰。古代胸痹病变范围涵盖了心、肺、前胸、背部、食管、脾胃、胸膈及胸部肌肉皮肤等，可见部分疾病应属体表皮肤或肌层病变，而非脏腑之病。王肯堂等基于《黄帝内经》所言"肾病者，虚则胸中痛"，指出肾虚为胸痹的病因；叶桂在《临证指南医案》中指出胸痹的关键病机为"但因胸中阳虚不运，久而成痹"，胸中清阳被阻，升降失常，而致胸痹。

心力衰竭是多种原因导致心脏结构和（或）功能的异常改变，使心室收缩和（或）舒张功能发生障碍，从而引起的一组复杂临床综合征，主要表现为呼吸困难、疲乏和液体潴留（肺充血、体循环瘀血及末梢水肿）等。冠心病目前已成为导致心力衰竭的主要病因，随着人口老龄化进程的加快，冠心病合并心力衰竭的患者数量将进一步增加，中医药在临床上对心力衰竭的治疗有着不可替代的作用。

处方中瓜蒌清热涤痰、宽胸散结；枳壳理气和中；莱菔子、木香行气降气；焦三仙、鸡内金消食和胃；火麻仁、郁李仁润肠通便；当归、桃仁活血化瘀；延胡索、川芎活血行气止痛；柴胡疏肝解郁；白芍柔肝止痛；郁金、香附疏肝止痛。各药共同作用，行疏肝止痛，活血化瘀之功。

【医案10】 李某，男，64岁，2023年10月7日就诊。诉间断胸闷憋气，平卧后加重，时有干咳，无痰，无心前区及后背部疼痛，无心悸及大汗出，时有头晕，无头痛，无黑矇及一过性晕厥，无恶心呕吐，纳可，寐差，二便可。舌质暗紫，苔厚，苔色黄，脉弦。

中医诊断：胸痹（气虚血瘀证）。

西医诊断：不稳定型心绞痛。

处方：党参10g，桂枝10g，黄芪20g，甘草10g，白术10g，云茯苓20g，山药20g，生薏苡仁30g，莱菔子10g，木香10g，柴胡10g，白芍20g，当归20g，桃仁10g，火麻仁10g，郁李仁10g。7剂，水煎服，日两服。

按语： 胸痹，是一种以胸部闷痛为主要特征的疾病，症状轻重不一，从轻微的胸闷如窒，到严重的胸痛彻背，甚至影响呼吸，患者喘息不得卧。胸痹的病机复杂，包括寒凝、气滞、血瘀、痰阻等实邪阻滞心脉运行，以及心脾肝肾亏虚，心脉失养的虚损状态。真心痛是胸痹进一步发展的严重病证，表现为剧烈而持久的胸骨后疼痛，常伴有心悸、水肿、肢冷、喘促、汗出、面色苍白等症状，甚至危及生命。真心痛的出现，标志着病情的严重性，需要紧急救治。在中医学理论中，真心痛多由胸痹的病机进一步恶化，寒凝、血瘀、痰阻等实邪加重，或虚损加剧，心脉严重受阻所致。

胸痹的主要病机为心脉痹阻，病位在心，涉及肝、肺、脾、肾等脏。心主血脉，肺主治节，两者相互协调，气血运行自畅。心脉不畅，肺失治节，则血行瘀滞；肝失疏泄，气郁血滞；脾失健运，聚生痰浊，气血乏源；肾阴亏损，心血失荣，肾阳虚衰，君火失用，均可引致心脉痹阻，胸阳失旷而发胸痹。其临床主要表现为本虚标实，虚实夹杂之症。本虚有气虚、气阴两虚及阳气虚衰；标实有血瘀、寒凝、痰浊、气滞。两者可相兼为病，如气滞血瘀、寒凝气滞、痰瘀交阻等。

在某些情况下，肺栓塞患者可因血流动力学变化，导致冠状动脉供血不足，心肌缺氧，从而出现类似冠心病的症状，如胸闷、心绞痛样胸痛，心电图上也可能显示心肌缺血样改变。这种情况，临床医生需要高度警惕，避免将肺栓塞误诊为冠心病所致的心绞痛或心肌梗死，因为两者的治疗策略和预后截然不同。

冠心病有其独特的发病特点，主要由冠状动脉粥样硬化导致管腔阻塞，影响心肌血供。在临床诊断中，冠状动脉造影可以直观显示冠状动脉的病变情况，为冠心病的诊断提供直接证据。此外，心肌梗死时，心电图和心肌酶水平会出现特征性的动态变化，如 ST 段抬高、T 波倒置、心肌酶（如 CK-MB、肌钙蛋白）水平显著升高，这些都是冠心病诊断的重要依据。值得注意的是，肺栓塞与冠心病有时可合并存在，在这种情况下，临床诊断和治疗变得更加复杂。肺栓塞可能通过血流动力学变化间接影响冠状动脉血供，而冠心病患者因心肌缺血缺氧，也可能增加血栓形成的风险，从而诱发肺栓塞。因此，在处理这类患者时，需要综合考虑两者的相互影响，制订个体化的治疗方案。肺栓塞与冠心病的鉴别诊断是临床医生面临的挑战之一，尤其是当两者症状重叠或共存时。通过细致的病史询问、体格检查、心电图、心肌酶检查及必要的影像学检查（如冠状动脉造影、肺动脉 CT 血管成像），可以提高诊断的准确性。在治疗策略上，应根据患者的具体情况，采取针对性的抗凝、溶栓、抗血小板、冠状动脉介入治疗等措施，以期达到最佳的临床效果。

《太平圣惠方·治心痹诸方》曰："夫思虑烦多则损心，心虚故邪乘之，邪积而不去，则时害饮食，心中愊愊如满，蕴蕴而痛，是谓心痹。"《玉机微义·心痛》曰："然亦有病久气血虚损及素劳作羸弱之人患心痛者，皆虚痛也。"

处方中黄芪、党参补益元气，合桂枝有调和营卫之意；白术、茯苓健脾渗湿；辅以薏苡仁健脾化湿，山药健脾涩肠；木香、莱菔子行气止痛，既助除湿之力，又畅达气机；白芍养阴柔肝；当归养血补血；柴胡疏肝理气；郁李仁、火麻仁、桃仁润肠活血。全方合用，共奏心脾双补，化瘀理气之功。

【医案 11】陈某，女，66 岁，2023 年 10 月 10 日就诊。诉间断胸闷，背部沉重，心前区疼痛，活动后明显加重，伴心悸气短，乏力，大汗出，偶有头晕，伴视物旋转，无头痛，偶有一过性黑蒙，无晕厥，无发热，无咳嗽咳痰，纳可，寐差，小便可，大便稀。舌质紫暗，苔薄，苔色白，脉细涩。

中医诊断：胸痹（气虚血瘀证）。

西医诊断：不稳定型心绞痛。

处方：瓜蒌 30g，薤白 10g，白术 10g，云茯苓 20g，桂枝 10g，焦三仙各 30g，鸡内金 15g，木香 10g，莱菔子 10g，砂仁 15g，白豆蔻 15g，白扁豆 20g，柴胡 10g，白芍 20g，郁金 10g，香附 20g。7 剂，水煎服，日两服。

按语：《黄帝内经》作为中医理论的基石，首次提及"胸痹"之名，与肺系病证有关。《灵枢·本脏》中记载，"肺大则多饮，善病胸痹、喉痹、逆气。"这一描述揭示了肺脏功能与胸痹之间的关联，即肺气的盛衰可能导致胸痹的发生。这一早期的理论，为后世对胸痹病因病机的理解奠定了基础。东汉名医张仲景在其著作《金匮要略》中，不仅明确提出了"胸痹"这一病名，而且设专篇对胸痹的病因、病机、症状、脉象及治疗进行系统而深入的论述。《金匮要略·胸痹心痛短气病脉证治》中描述为："胸痹之病，喘息咳唾，胸背痛，短气，寸口脉沉而迟，关上小紧数。"这一条文不仅详细描述了胸痹的主要症状，还提出了"阳微阴弦"的病机理论，即上焦阳气不足，下焦阴寒气盛，认为胸痹乃本虚标实。张仲景的这一系统论述，极大地丰富了中医学对胸痹的认识，为后世的临床实践提供了宝贵的指导。真心痛是胸痹进一步发展的严重病证，表现为剧烈而持久的胸骨后疼痛，伴有心悸、水肿、肢冷、喘促、汗出、面色苍白等症状，甚至危及生命。真心痛的出现，标志着病情的严重性，需要紧急救治。在中医理论中，真心痛多由胸痹的病机进一步恶化，寒凝、血瘀、痰阻等实邪加重，或虚损加剧，心脉严重受阻所致。在现代医学中，冠心病之心绞痛、心肌梗死与胸痹及真心痛密切相关。冠心病是由冠状动脉粥样硬化导致心肌缺血、缺氧，引发胸痛等一系列症状。中医学则从寒凝、气滞、血瘀、痰阻等角度辨证，采用温通心阳、活血化瘀、理气化痰、补益心脾肝肾等治疗方法，旨在改善心脉的运行状态，缓解症状，改善预后。急性心肌梗死有突然胸痛、胸闷、甚至呼吸困难、休克等临床表现，常有高血压、动脉粥样硬化、冠心病史。体征、心电图、X线检查、血清酶学检查有助于诊断。

胸痹轻者多为胸阳不振，阴寒之邪上乘，阻滞气机，临床表现为胸中气塞，短气；重者则为痰瘀交阻，壅塞胸中，气机痹阻，临床表现为不得卧，心痛彻背。亦有缓作与急发之异，缓作者，渐进而为，日积月累，始则偶感心胸不舒，继而心痹痛作，发作日频，甚则掣及后背；急作者，素无不舒之感，或许久不发，因感寒、劳倦、七情所伤等诱因而猝然心痛欲窒。

《类证治裁·胸痹论治》曰："胸痹，胸中阳微不运，久则阴乘阳位，而为痹结也，其症胸满喘息，短气不利，痛引心背。由胸中阳气不舒，浊阴得以上逆，而阻其升降，甚则气结咳唾，胸痛彻背。夫诸阳受气于胸中，必胸次空旷，而后清气转运，布息展舒。胸痹之脉，阳微阴弦，阳微知在上焦，阴弦则为心痛，此《金匮》《千金》均以通阳主治也。"

处方中瓜蒌甘寒入肺，善于涤痰散结，理气宽胸。《本草思辨录·卷二》曰："瓜蒌实之长，在导痰浊下行，故结胸胸痹，非此不治。"薤白辛温，通阳散结，行气止痛，二药相配，化上焦痰浊，散胸中阴寒，宣胸中气机，为治疗胸痹的要药。白豆蔻、木香、莱菔子、柴胡、香附、砂仁理气止痛；焦三仙和鸡内金合用消食化积；郁金可补气活血；桂枝温阳化气行水；白芍缓急止痛，云茯苓、白术可以补气健脾，理气止痛。诸药合用，可发挥疏通经络，益气活血之功效。

【医案 12】 杨某，女，87 岁，2023 年 9 月 19 日就诊。诉间断胸闷，无明显心前区及后背部疼痛，无一过性黑朦及晕厥，无恶寒发热，无头晕头痛，间断咳嗽，咳白痰，恶心，无呕吐，无口干口苦，纳差，寐差，二便差。舌质红，苔薄，苔色黄腻，脉弦滑。

中医诊断：胸痹（痰瘀互结证）。

西医诊断：不稳定型心绞痛。

处方：杏仁10g，川贝母10g，桔梗10g，甘草10g，麦冬30g，莱菔子10g，紫苏叶10g，白芥子10g，百部20g，紫菀20g，白术10g，云茯苓20g，生地黄20g，木香10g，焦三仙各30g，鸡内金15g。7剂，水煎服，日两服。

按语：胸痹是中医学中描述的一类以胸部不适或疼痛为主要表现的疾病，其症状特征主要为胸部闷痛、憋闷或刺痛，疼痛感可能放射至肩背、手臂、颈部等部位。胸痹的发作可以是间歇性的，也可以是持续性的，严重时会影响呼吸，造成呼吸困难，甚至出现心痛彻背、背痛彻心的症状，影响患者的生活质量和日常活动。胸痹在现代医学中，其症状与冠状动脉疾病、心绞痛等心血管疾病的表现有相似之处，中医学的胸痹概念涵盖了这些现代医学疾病的部分症状。

胸痹病机转化可因实致虚，亦可因虚致实。痰踞心胸，胸阳痹阻，病延日久，可耗气伤阳，向心气不足或阴阳并损证转化；阴寒凝结，气失温煦，日久寒邪伤人阳气，亦可向心阳虚衰转化；瘀阻脉络，血行滞涩，瘀血不去，新血不生，留瘀日久，心气痹阻，心阳不振。此三者皆因实致虚。心气不足，鼓动不力，易致气滞血瘀；心肾阴虚，水亏火炎，炼液为痰；心阳虚衰，阳虚外寒，寒痰凝络。此三者皆由虚而致实。本病多在中年以后发生，如治疗及时得当，可获较长时间稳定缓解，如反复发作，则病情较为凶险。病情如若骤变，可见心胸猝然大痛，出现真心痛，甚则"旦发夕死，夕发旦死"。现代医学中冠心病之心绞痛、心肌梗死与本病密切相关，可参照本病辨证论治。

《诸病源候论·久心痛候》曰："心为诸脏主，其正经不可伤，伤之而痛者，则朝发夕死，夕发朝死，不暇展治。其久心痛者，是心之支别络，为风邪冷热所乘痛也，故成疹不死，发作有时，经久不瘥也。"

处方中杏仁、川贝母理气止咳；紫苏叶辛温，发散表邪，宣肺宽中；紫菀、百部甘苦而微温，专入肺经，为止咳化痰要药，对于新久咳嗽均适用；生地黄、麦冬滋阴补虚；脾为生痰之源，茯苓健脾渗湿以治生痰之源；焦三仙和鸡内金合用消食化积；木香、白术、莱菔子、白芥子理气，有治痰先治气之意，甘草合桔梗以利咽止咳，兼能调和诸药。诸药合用，共奏化痰降逆，活血祛瘀之功。

【医案 13】刘某，女，81 岁，2023 年 10 月 1 日就诊。诉无明显诱因出现心中不适，胸闷憋气 20 余年，加重 1 天，伴心悸汗出、胸背疼痛、间断头晕不适；纳可，寐欠安；小便频，小腹坠胀，伴排尿疼痛，大便可。舌质暗紫，苔薄白，脉弦涩。

中医诊断：胸痹（气滞血瘀证）。

处方：瓜蒌 30g，桂枝 10g，白术 10g，茯苓 20g，延胡索 10g，莱菔子 10g，木香 10g，柴胡 10g，白芍 20g，郁金 10g，香附 20g，酸枣仁 10g，柏子仁 10g，远志 10g，合欢皮 10g，黄柏 10g。5 剂，水煎服，日两服。

按语：胸痹系因心脉挛急或闭塞引起的以膻中部位及左胸膺部疼痛为主症的一类病证。轻者仅感胸闷如窒，呼吸欠畅；重者疼痛剧烈如刺、如灼、如绞，面色苍白，大汗淋漓，四肢不温。纵观历代医籍对胸痹心痛的论述，认识不一，病机错综复杂，但可归纳为"本虚标实"四字。

本虚为气虚、血虚、阴虚、阳虚；标实为痰浊、血瘀、气滞、寒凝。《素问·缪刺论》曰："邪客于足少阴之络，令人卒心痛暴胀，胸胁支满。"《素问·刺热论》曰："心热病者，先不乐，数日乃热，热争则卒心痛，烦闷善呕，头痛面赤无汗。"东汉张仲景则认为，胸痹心痛的基本病机是"阳微阴弦"。至宋代，《圣济总录》首次提出胸痹心痛的基本病机为"本虚标实"。后世医家亦有从"虚""实"分论者。如清代喻嘉言《医门法律》指出，胸痹的治法可概括为"微者但通其上焦不足之阳；甚者必驱其下焦厥逆之气"。清代王清任《医林改错·胸疼》提出胸痹心痛与血瘀有关，即"胸疼在前面，用木金散可愈；后通背亦疼，用瓜蒌薤白白酒汤可愈……又忽然胸痛，前方皆不应，用此方（此指血府逐瘀汤）一付，病立止。"现代医学中的冠心病、心绞痛可参考本病辨证论治。

处方先以瓜蒌宽胸涤痰，理气散结；再配伍木香、柴胡、郁金、香附疏通气机，使得气机条达，血行通畅；搭配酸枣仁、柏子仁、白芍养心血，安心神，血足则患者寐自安；同时桂枝温通经脉，助阳化气，桂枝配伍白芍还可交通阴阳，辅助远志加强沟通阴阳，交通心肾之效。使药黄柏清虚火，散虚热，治疗患者热淋涩痛。方中面面俱到，治疗胸痹为主，兼顾寐欠安、排尿疼痛等症状。

【医案 14】李某，女，39 岁，2023 年 10 月 16 日就诊。诉无明显诱因出现胸闷憋气 10 余年，加重 3 个月，伴大汗出及濒死感。1 天前进一步加重，伴汗出，活动性加重，时有背部紧缩感；纳可，寐差，二便调；面色欠润。舌红，苔白厚，脉弦滑。

中医诊断：胸痹（气滞痰阻证）。

处方：决明子 30g，生石决明 30g，郁金 10g，夏枯草 10g，柴胡 10g，香橼 10g，白芍 20g，香附 20g，佛手 10g，酸枣仁 20g，柏子仁 10g，远志 10g，合欢皮 10g，莲子心 10g，知母 10g，桂枝 10g，首乌藤 10g，白术 10g，茯苓 20g。5 剂，水煎服，日两服。

按语：患者为中年女性，阳气亏虚，心阳不足，胸阳不振，津液不布，聚而成痰，痰为阴邪，易阻气机，气机不畅，胸阳痹阻，气滞血瘀，不通则痛，发为胸痹。《金匮要略·胸痹心痛短气病脉证治》曰："夫脉当取太过不及，阳微阴弦，即胸痹而痛，所以然者，责其极虚也。今阳虚知在上焦，所以胸痹心痛者，以其阴弦故也。"情志所伤，肝郁气滞，气滞而血瘀；甚或气郁化火，灼津为痰；或气郁湿聚，痰浊内生等，均能导致血行不畅，使心脉痹阻而发生胸痹。

冠心病的病因主要是气血阴阳不足，加之痰饮、血瘀、寒湿等病理产物影响。治疗上多以益气化瘀、化痰通络、散寒宣痹等为原则，注重固护心阴，化痰、祛瘀、散寒、宣痹，治疗过程中要有整体观，标本兼顾，结合五脏六腑的关系，辨证论治。冠心病的病机变化多样，本虚标实，虚实夹杂，急性期以标实为主，缓解期以本虚为表现，可因实致虚，亦可因虚致实，两者相互转化，互成因果。气滞、寒凝、血瘀、痰浊可阻滞气机，气血运行不畅，导致痹阻心脉，发为胸痹；气虚、阴虚、阳虚导致心脉不得濡养，心脉失养，发为胸痹。治疗胸痹需结合病因病机，分清主次，兼症同治。实证当以行气导滞、散寒通痹、活血化瘀、化痰通络为法，以通为用；虚证当以益气活血、养阴通络、温阳宣痹为法，补其不足。结合整体状态，调理脏腑气机。

患者正在中年，身体素盛，阳气尚存，一旦阳气被郁，很容易郁而化火。处方中用石决明、决明子、夏枯草清肝火；莲子心、知母泻心火；柴胡、郁金和中解郁；香附、佛手、香橼顺气化痰；远志、首乌藤沟通阴阳；合欢皮调畅情志。情志舒缓，气机通畅，诸病可解。

【医案 15】邢某，女，66 岁，2023 年 8 月 16 日就诊。诉间断胸闷憋气 1 年，加重伴心慌汗出半个月余。现症见：间断胸闷憋气，心慌、汗出，未诉明显心前区及背部疼痛，无头晕头痛，无发热，无咳嗽咳痰，无恶心呕吐，纳少，寐差，二便可。患者神清、精神可，面色少华；形体适中；舌质暗紫，苔薄，苔色白；语声正常，气息平和，脉象细涩。

中医诊断：胸痹（肝阳上亢证）。

西医诊断：不稳定型心绞痛。

处方：决明子 30g，生石决明 30g，夏枯草 10g，野菊花 10g，川芎 10g，葛根 10g，莱菔子 10g，牛膝 10g，天麻 10g，钩藤 10g，柴胡 10g，白芍 20g，白术 10g，茯苓 20g，黄芩 10g，栀子 10g。水煎服，日两服。

按语：不稳定型心绞痛是冠心病中较为严重的类型，其发病机制主要涉及动脉粥样硬化斑块的不稳定状态。现代医学研究表明，炎症因子在动脉粥样硬化过程中扮演着关键角色，它们促进斑块的形成，同时加剧斑块的不稳定性。当斑块破裂后，激活血小板聚集形成血栓，堵塞冠状动脉，导致心肌灌注区血氧供应不足，从而引发一系列临床症状，包括剧烈的心前区疼痛、濒死感等。不稳定型心绞痛的症状可突然加重，若治疗不及时，病情可能迅速恶化，甚至发展为心肌梗死或猝死，患者的心源性死亡和心肌梗死风险显著增加。病情进展的特征是心绞痛频繁发作、持续时间延长、疼痛程度加剧，以及对常规治疗的反应减弱。西医治疗不稳定型心绞痛主要围绕对症治疗、血栓防治和斑块稳定。他汀类药物通过降低血脂，减少斑块形成和炎症，是基础治疗的一部分。硝酸酯类药物能够扩张冠状动脉，缓解心绞痛症状。阿司匹林作为抗血小板药物，用于防止血栓形成。溶栓治疗在部分患者中用于快速恢复冠状动脉血流。尽管现代医学提供了多种治疗手段，但不稳定型心绞痛的治疗仍面临挑战，部分患者的心绞痛症状反复发作，疗效不稳定。这主要是由于患者病情的复杂性和个体差异。因此，临床治疗需要更加个体化，结合患者的具体情况，包括病情的严重程度、并发症、药物反应性等，制订综合治疗方案。此外，积极的生活方式调整，如戒烟、控制血压、血糖和血脂，也是预防病情恶化的重要措施。冠心病不稳定型心绞痛的治疗是一个多方面的挑战，需要综合应用现代医学的治疗策略，包括对症治疗、抗血栓、斑块稳定等。同时，重视患者个体差异，实施个性化治疗方案，结合生活方式的调整，以提高治疗效果，降低心源性死亡和心肌梗死的风险。

中医学认为心绞痛属于胸痹范畴，处方为天麻钩藤饮加减。天麻钩藤饮，中医方剂名，为治风剂，具有平肝息风，清热活血，补益肝肾之功效。主治肝阳偏亢，肝风上扰证。表现为头痛，眩晕，失眠多梦，或口苦面红，舌红苔黄，脉弦或数。临床常用于治疗高血压病、急性脑血管病、内耳性眩晕等属肝阳上亢，肝风上扰证者。

【医案 16】 蔡某，间断心前区疼痛，呈烧灼感，伴后背部疼痛，活动后胸闷憋气加重，时有心慌不适，无汗出，时有恶心，无呕吐，无头晕头痛，无一过性黑矇，纳寐可，二便可。神态正常，面色红润，形体适中。舌质暗，苔厚，苔色白腻；语声正常，气息平和，脉象弦涩。

中医诊断：胸痹心痛（痰瘀互结证）。

西医诊断：混合型颈椎病；胸痛。

处方：瓜蒌 30g，薤白 10g，莱菔子 10g，延胡索 10g，苍术 10g，郁金 10g，石菖蒲 20g，黄芩 10g，栀子 10g，砂仁 15g，白豆蔻 15g，金银花 10g，藿香 10g，佩兰 10g，银柴胡 10g，胡黄连 10g。3 剂，水煎服，日两服。

按语： 胸痛主要是胸前区的疼痛和不适感，患者常主诉闷痛、紧缩感、烧灼感、针刺样痛、压榨感、撕裂样痛、刀割样痛等，及一些难以描述的症状。胸痛的部位一般指从颈部到胸廓下端的范围内，有时可放射至颌面部、牙齿和咽喉部、肩背部、双上肢或上腹部。心系疾病的胸痛主要包括心绞痛及心肌梗死，鉴别与诊断这两者非常重要。

"胸痹心痛"病名首见于《金匮要略》，论述内容包含心系疾病和脾胃疾病，宋代方有医家主张将"真心痛"与"胃脘痛"相分离。胸痹心痛之病的机制与症状体现了心之体用的失常，在治疗上以行血脉、通胸阳、安心神为关键。

处方予瓜蒌、薤白宽胸通阳散结；藿香、佩兰、苍术、石菖蒲、砂仁、白豆蔻温中化湿行气；延胡索、郁金理气；金银花、黄芩清热解毒；银柴胡、胡黄连退虚热。

【医案 17】杨某，男，75 岁，2023 年 8 月 21 日就诊。诉间断胸闷憋气 10 余年，加重 1 个月。症见：患者未诉明显胸闷憋气，无心前区疼痛及后背痛，无心慌及汗出，无头晕头痛，无一过性黑矇及晕厥，无发热，无咳嗽咳痰，无恶心呕吐，纳一般，寐差，需服助眠药，二便可。舌质暗紫，苔薄，苔色红润，脉弦。

中医诊断：胸痹（气滞心胸证）。

西医诊断：不稳定型心绞痛。

处方：瓜蒌 30g，苍术 10g，薤白 10g，当归 20g，桃仁 10g，火麻仁 10g，郁李仁 10g，枳壳 10g，酸枣仁 20g，柏子仁 10g，远志 10g，合欢皮 10g，桂枝 10g，柴胡 10g，白芍 20g，首乌藤 10g。

按语：胸痹，实由寒邪凝聚、气机郁结、血行瘀滞、痰湿阻塞心脉所致，或心脾肝肾功能衰弱，致心脉失养。临床表现以胸中闷痛为主，甚者胸痛连背，呼吸困难，难以平卧。其病机蕴含实邪直接侵袭与脏腑功能失调的双重影响，彰显中医"虚实相生"的病理解析。现代医学则将不稳定型心绞痛定位于冠心病的危重阶段，其核心机制为冠状动脉粥样硬化斑块破裂，引发血小板聚集及血栓形成，导致冠状动脉部分或完全阻塞，引发心肌缺血。患者常感心前区剧痛，濒死感强烈，若救治不及时，病情可能急转直下，引发急性心肌梗死或猝死。西医治疗上，他汀类药物用于降脂，硝酸酯类药物缓解心绞痛，阿司匹林抗血小板聚集，但仍有部分患者病情反复。现代研究指出，炎症因子在动脉粥样硬化中作用关键，不仅参与斑块形成，更加剧其不稳定性，提升不稳定型心绞痛风险。西医治疗原则涵盖对症处理、溶栓、抗凝，但患者病情差异显著，治疗效果波动，面临临床挑战。中医治疗胸痹，强调个体化辨证施治，针对不同病机采用温阳散寒、行气活血、化痰通络等策略，追求标本兼治。不稳定型心绞痛与中医胸痹概念在症状上高度一致，共同反映心脏供血不足的病态。西医侧重病理生理机制解析与对症治疗，中医则注重调整人体内环境，促进气血运行，实现治疗目标。

处方中瓜蒌宽胸化结、散热涤痰；苍术燥湿健脾，祛风散寒，明目；薤白顺气散结、通阳导滞；当归补血、活血；桃仁活血祛瘀、润肠通便；火麻仁润肠通便；郁李仁润燥滑肠、下气、利水；枳壳理气宽中，行滞消胀；运用酸枣仁、柏子仁、远志、合欢皮、首乌藤以增强养心安神定悸之力；桂枝辛行温通，温心阳，通血脉；柴胡疏肝理气、活血止痛；白芍可柔肝止痛，平抑肝阳。

【医案18】陈某，女，62岁，2023年8月12日就诊。诉间断性心前区隐痛2个月，伴头晕3天。症见：间断心前区隐痛，无大汗出，伴头晕，时有心悸，时有背部及双下肢发凉，无胸闷憋气，无背部疼痛，无咳嗽咳痰，时有呃逆，时有胃脘部胀满，无反酸胃灼热，纳寐可，二便可。舌质暗紫，苔厚，苔色白，脉象弦滑。

中医诊断：胸痹（心血瘀阻证）。

西医诊断：不稳定型心绞痛。

处方：瓜蒌30g，黄芩10g，栀子10g，砂仁15g，白豆蔻15g，白术10g，茯苓20g，当归20g，桃仁10g，柴胡10g，白芍20g，山药20g，生薏苡仁30g，莱菔子10g，木香10g，苍术10g。

按语：胸痹是一种以胸部闷痛、甚则胸痛彻背，喘息不得卧为主要表现的疾病，中医认为其病机涉及虚实两方面。实证表现为寒凝、气滞、血瘀、痰阻等病理产物阻滞心脉运行，导致气机不畅；虚证则源于心脾肝肾的亏虚，心脉失养。胸痹的治疗需辨证施治，针对病因病机采用温通心阳、活血化瘀、理气化痰等方法。冠心病不稳定型心绞痛，表现为心前区剧烈疼痛、濒死感，是冠心病中较为严重的类型，其发病机制与冠状动脉粥样硬化斑块破裂后血小板聚集血栓形成有关，堵塞冠状动脉，导致血氧供应不足。西医治疗常采用他汀类降脂、硝酸酯类缓解心绞痛、阿司匹林抗凝等对症治疗，但仍有部分患者反复心绞痛症状发作，治疗效果不稳定。炎症因子在动脉粥样硬化过程中起着重要作用，它们促进斑块形成，加剧斑块不稳定性，增加了心源性死亡和心肌梗死的风险。对于冠心病不稳定型心绞痛，西医治疗原则包括，对症治疗、溶栓、抗凝等，旨在缓解症状、稳定斑块、防止血栓形成。然而，由于患者病情差异较大，临床疗效并不稳定，需要结合患者的具体情况，如病情严重程度、并发症、药物反应性等，制订个体化的治疗方案。同时，现代医学强调生活方式的调整，如戒烟、控制血压、血糖和血脂，作为预防病情恶化的重要措施。胸痹与冠心病不稳定型心绞痛在中医与西医的理论框架下，虽有不同解释，但都强调了综合治疗的重要性。中医辨证施治与西医的药物治疗、生活方式调整相结合，可以为患者提供更全面、个体化的治疗方案，以期改善临床疗效，降低心源性死亡和心肌梗死的风险。

处方中瓜蒌宽胸化结，散热涤痰；黄芩清热燥湿，泻火解毒，止血；栀子泻火除烦，清热利湿，凉血解毒；砂仁、白豆蔻、莱菔子缓解胃部不适的症状；白术则为脾脏补气健脾第一要药，可以缓解气虚自汗的症状；茯苓补脾气，健脾利湿以资气血生化之源；当归补血、活血；桃仁活血祛瘀，润肠通便；柴胡疏肝理气，活血止痛；白芍可柔肝止痛，平抑肝阳；山药性味甘平，可滋养脾阴，兼补肺肾之气；生薏苡仁健脾的同时，具有软坚化痰、舒张筋脉的作用；莱菔子缓解胃部不适的症状；木香归肝经，具有疏肝解郁行气的作用，兼活血散瘀止痛；苍术化湿行气。

【医案19】刘某，男，47岁，2023年8月29日就诊。诉后背不适2个小时，症见：后背不适，无头晕头痛，无胸闷憋气，无胸痛及大汗出，无恶心反酸，无咳嗽咳痰，纳可，寐可，二便调。舌质暗紫，苔薄，苔色白，脉弦滑。

中医诊断：胸痹（心血瘀阻证）。

西医诊断：不稳定型心绞痛。

处方：决明子30g，生石决明30g，夏枯草10g，野菊花10g，川芎10g，葛根10g，莱菔子10g，牛膝10g，瓜蒌10g，延胡索10g，白术10g，茯苓20g，柴胡10g，白芍20g，郁金10g，香附20g。

按语：胸痹心血瘀阻证是胸痹中由心血瘀阻所导致的一种证型，主要病理机制是由于各种原因（寒凝、气滞、痰湿等）导致心血运行不畅，形成瘀血，阻滞心脉，从而引发胸痛、心悸等症状。中医学认为，心主血脉，心血瘀阻直接影响心脏的气血运行，导致心区疼痛、闷痛，甚至刺痛，痛有定处，常伴见舌质紫暗或有瘀点，脉细涩等瘀血征象。治疗胸痹心血瘀阻证，中医强调活血化瘀、理气通络。常用药物包括丹参、红花、桃仁、川芎、赤芍等，这些药物具有活血化瘀，通络止痛的功效。具体方剂有血府逐瘀汤、桃红四物汤等，根据患者具体病情进行加减。此外，还应结合患者体质和病因进行综合调理，如寒凝者加温阳散寒药物，气滞者加行气药物，痰湿者加化痰祛湿药物。

处方中决明子清肝明目，利水，通便；生石决明平肝潜阳，除热、明目；夏枯草清肝泻火，明目，散结消肿；野菊花清热解毒，泻火平肝；川芎行气开郁，活血止痛；葛根解肌退热，生津，升阳止泻；莱菔子缓解胃部不适的症状；牛膝补肝肾，强筋骨，引血下行；瓜蒌利气宽胸；延胡索行气活血散瘀止痛；白术则为脾脏补气健脾第一要药，可以缓解气虚自汗的症状；茯苓补脾气，健脾利湿以资气血生化之源；柴胡疏肝理气，活血止痛；白芍可柔肝止痛，平抑肝阳；郁金行气活血，散瘀止痛；香附疏肝解郁行气。

【医案20】钱某，男，54岁，2023年8月22日就诊。诉间断胸闷心慌8个月余，加重4天。症见：胸闷憋气心悸，伴有头晕恶心，无前胸及后背疼痛，无头痛，无发热，无咳嗽咳痰，无反酸呕吐，无腹胀腹痛，纳欠佳，寐尚可，小便可，大便频繁。神态正常，面色少华；形体适中。舌质红润苔厚，苔色黄；语声正常，气息平和，脉象沉滑。

中医诊断：胸痹（痰湿内阻证）。

西医诊断：不稳定型心绞痛。

处方：决明子 30g，生石决明 30g，夏枯草 10g，野菊花 10g，川芎 10g，葛根 10g，莱菔子 10g，牛膝 10g，柴胡 10g，白芍 20g，天麻 10g，钩藤 10g，郁金 10g，香附 20g，佛手 10g，香橼 10g，黄芩 10g，栀子 10g。

按语：胸痹，是中医临床中常见的心血管疾病，其症状主要表现为胸部闷痛、憋闷不适，甚至出现胸痛彻背、呼吸困难等症状。根据中医学理论，胸痹的病机复杂，可由多种因素引起，包括气滞、血瘀、寒凝、痰湿等。其中，"痰湿内阻证"是胸痹的一种常见类型，其特点是痰湿之邪阻滞胸中，影响气血运行，导致胸闷、胸痛等症状。痰湿内阻证的形成，多与饮食不节、情志不畅、脾胃功能失调有关。脾胃为后天之本，主运化水湿。若饮食过于油腻、生冷，或情志抑郁，均可导致脾胃运化功能减弱，水湿不化，聚湿生痰，痰湿上扰心胸，阻滞气机，形成胸痹。患者常感到胸部憋闷、疼痛，疼痛性质可为钝痛、胀痛，有时向肩背、手臂放射。痰湿阻滞气道，患者可出现呼吸困难，尤其在活动后或夜间更为明显。还可伴有咳嗽、咳痰，痰多而黏，不易咳出；或有胃脘胀满、食欲不振、大便溏薄等脾胃功能失调的症状。治疗胸痹痰湿内阻证，应以祛湿化痰、理气宽胸为主。常用药物包括半夏、陈皮、茯苓、厚朴、白术等，这些药物具有健脾化湿、理气化痰的功效。此外，根据患者具体病情，可适当加入活血化瘀，温阳散寒的药物，以全面调理。

处方中决明子清肝明目，利水，通便；生石决明平肝潜阳，除热，明目；夏枯草清肝泻火，明目，散结消肿；野菊花清热解毒，泻火平肝；川芎行气开郁，活血止痛；葛根解肌退热，生津，升阳止泻；莱菔子缓解胃部不适的症状；牛膝补肝肾，强筋骨，引血下行；柴胡疏肝理气，活血止痛；白芍可柔肝止痛，平抑肝阳；天麻息风止痉，平抑肝阳，祛风通络；钩藤息风止痉，平抑肝阳，祛风通络；郁金、香附、佛手、香橼的共同点是都归于肝经，且都有疏肝解郁行气的作用，行气活血，散瘀止痛；黄芩清热燥湿，泻火解毒，止血；栀子泻火除烦，清热利湿，凉血解毒。

【医案 21】杨某，女，66 岁，2023 年 8 月 30 日就诊。诉间断胸闷憋气 1 年，加重伴胸痛 1 天。症见：神清，精神可，间断心前区隐痛，伴后背不适，胸闷气短，无心悸、大汗出，头痛头胀，无明显头晕，无一过性黑矇晕厥，无发热，无咳嗽咳痰，时有反酸胃灼热，乏力，纳可，寐差，二便调。舌质暗紫，苔厚腻，苔色微黄，脉沉弱。

中医诊断：胸痹心痛（痰瘀互结证）。

西医诊断：不稳定型心绞痛。

处方：决明子 30g，生石决明 30g，夏枯草 10g，野菊花 10g，川芎 10g，葛根 10g，莱菔子 10g，牛膝 10g，黄芩 6g，黄连 6g，栀子 10g，知母 10g，酸枣仁 20g，柏子仁 10g，远志 10g，合欢皮 10g，莲子心 10g。

按语：本次处方是以天麻钩藤饮加减而成，具有平肝息风，清热活血，补益肝肾之功效。主治肝阳偏亢，肝风上扰证。头痛，眩晕，失眠多梦，或口苦面红，舌红苔黄，脉弦或数。临床常用于治疗高血压病、急性脑血管病、内耳性眩晕等证属肝阳上亢，肝风上扰者。赵英强教授从事中医临床工作数十载，在诊治心血管疾病方面经验丰富。根据疾病发生发展过程中本身正虚、邪实程度，以及兼证的变化，基于不同归经的中药进行配伍。由于眩晕病病位在肝，累及他脏，在临床治疗上以平肝潜阳为主，故用"牛膝、莱菔子"作为肝经引经药，引气血下行；决明子、野菊花同归肝经，也可平抑肝阳。葛根有解肌退热，透疹，生津止渴，升阳止泻，通经活络，解酒毒之功。患者头痛头胀，主要用于升举清阳，通经活络，临床表明葛根有很好地降低血压的功效。赵英强教授在调肝的同时，常用养心安神药，改善睡眠情况，如酸枣仁、远志、合欢皮、柏子仁等。黄连、黄芩、栀子共奏清热解毒之功。

【医案 22】松某，女，78 岁，2023 年 8 月 24 日就诊。诉间断胸闷喘憋 17 年，加重半个月余。症见：间断胸闷喘憋，难以平卧，活动后加重，时有左侧胁肋下疼痛，无心前区及背部疼痛，无心悸，无头晕头痛，无咳嗽咳痰，无反酸胃灼热，近日纳差，寐差，大便可，小便短少。舌质暗紫，苔厚，苔色白，脉象弦滑。

中医诊断：胸痹心痛（气虚血瘀证）。

西医诊断：急性心力衰竭。

处方：瓜蒌子15g，延胡索10g，莱菔子10g，白术10g，云茯苓20g，柴胡10g，白芍20g，郁金10g，香附20g，火麻仁10g，郁李仁10g，佛手10g，香橼10g，当归20g，桃仁10g，陈皮10g。

按语：在中医理论中，胸痹气虚血瘀证是一种常见的心血管疾病类型，主要病机为气虚与血瘀并存。气虚，意味着体内正气不足，气的推动、温煦、防御功能减弱；血瘀，则是指血液运行不畅，形成瘀血。在胸痹中，气虚血瘀证的特点是气虚不能推动血液正常运行，导致血行不畅，血液在某些部位停滞，形成瘀血，阻塞心脉，从而引起胸闷、胸痛等症状。治疗胸痹气虚血瘀证，中医强调补气活血、化瘀通络。常用药物包括人参、黄芪、丹参、红花、川芎等，其中人参、黄芪补气，丹参、红花、川芎活血化瘀。此外，根据患者具体病情，还可加入理气、温阳、化痰等药物，以全面调理。胸痹气虚血瘀证的治疗需结合患者个体差异，采取个体化治疗方案。在药物治疗的同时，还应重视生活方式的调整，包括合理饮食、适量运动、保持良好心态等，以促进气血运行，改善心脉状况。此外，定期进行中医体质辨识，结合针灸、拔罐、推拿等非药物治疗方法，可增强治疗效果，提高生活质量。胸痹气虚血瘀证的患者，应定期复查，监测病情变化，及时调整治疗方案，以预防疾病进一步发展。古人制订了瓜蒌薤白剂群等专门针对不同的症候进行诊治，以通阳宣痹为主。瓜蒌和薤白是治疗胸痹心痛的基本组合，二药相伍，一通一降，宣痹通阳，降气涤痰，散结止痛。主治阴邪痰浊，阻遏胸阳，气血闭塞而致胸脘痞闷，甚或胸痛、心痛，咳喘痰多，短气不得卧；或胸痛彻背，背痛彻胸，或某些冠心病、心绞痛等。赵英强教授在临床实践中，针对现代人日益增加的心理压力和肝郁气滞现象，提出了"疏肝健脾"治疗心病的新思路。这一思路强调了肝经与心病之间的联系，通过疏肝解郁，调节气机，达到治疗胸痹等心脏疾病的目的。香附、柴胡、郁金三味药物，均归于肝经，具有疏肝解郁、行气活血的作用。在现代社会，由于生活节奏的加快和工作压力的增大，肝郁气滞成为一种常见现象，这不仅影响情绪，还可能引起或加重心脏疾病。通过使用这些药物，可以有效缓解肝气郁结，改善心病患者的症状。健脾药物如茯苓、白术、生薏苡仁、山药的运用，体现了"健脾利湿"的治疗原则。茯苓甘淡，能补能渗，既健脾又能利尿、宁心安神；白术作为脾脏补气健脾的要药，对于缓解气虚自汗有显著效果；生薏苡仁不仅健脾，还具有软坚化痰，舒张筋脉的作用；山药性味甘平，既能滋养脾阴，又可补肺肾之气，全面改善心病患者的身体状况。砂仁、白豆蔻、莱菔子等药物的加入，旨在缓解胃部不适，调和脾胃功能，进一步支持"疏肝健脾"的治疗策略。佛手、香橼、香附共奏疏肝理气、和中化痰，利膈止呕之功，能够促进消化，缓解疲乏；患者舌质紫暗，表明体内有瘀血，故选用当归、桃仁共奏养血活血、祛瘀止痛之功。

【医案23】单某，男，68岁，2023年8月18日就诊。诉间断心前区隐痛不适2年，加重半个月。症见：间断心前区刺痛，反酸、胃灼热，无明显肩背部疼痛，无心悸汗出，无一过性意识丧失，无头晕头痛，纳可，寐差，二便调。舌质暗红，苔白，脉沉滑。

中医诊断：胸痹（痰瘀互结证）。

西医诊断：不稳定型心绞痛。

处方：瓜蒌30g，莱菔子10g，延胡索10g，白术10g，茯苓20g，莲子心10g，知母10g，麦冬30g，生地黄20g，酸枣仁20g，柏子仁10g，远志10g，合欢皮20g，首乌藤10g，柴胡10g，桂枝10g。

按语：胸痹，一种以胸部闷痛、甚则胸痛彻背、喘息不得卧为主要症状的疾病，其临床表现从轻度的胸闷如窒、呼吸欠畅，到严重的胸痛、心痛彻背，背痛彻心，症状轻重不一。真心痛作为胸痹进一步发展的严重病证，表现为剧烈而持久的胸骨后疼痛，常伴有心悸、喘促、肢冷、汗出、面色苍白等症状，严重者可危及生命。胸痹之名最早见于《黄帝内经》的《灵枢·本脏》，其中记载，"肺大则多饮，善病胸痹、喉痹、逆气。"这一描述初步揭示了胸痹与肺脏功能失常之间的联系。东汉名医张仲景在《金匮要略》中正式提出了"胸痹"这一病名，并对其症状、脉象、治则进行了系统论述。《金匮要略·胸痹心痛短气病脉证治》中描述为，"胸痹之病，喘息咳唾，胸背痛，短气，寸口脉沉而迟，关上小紧数，瓜蒌薤白白酒汤主之。"这一记载不仅详细描述了胸痹的症状，还提出了具体的治疗方剂，为后世的临床实践提供了宝贵的指导。宋代《太平圣惠方》在胸痹的治疗上做出了重要贡献，该书将心痛、胸痹并列讨论，收载了多首方剂，其中不仅包括芳香、温通、辛散之品，以疏肝理气、温通心脉，还与益气、养血、滋阴、温阳之药合用，体现了标本兼顾的治疗原则，丰富了胸痹的治法方药。从《黄帝内经》对胸痹的初步描述，到张仲景在《金匮要略》中对胸痹的系统论述，再到宋代《太平圣惠方》对方剂的丰富，胸痹的治疗经历了从理论探索到临床实践的不断演进。胸痹与真心痛的辨证施治，体现了中医理论与实践的紧密结合，为后世的临床治疗提供了宝贵的经验。在现代医学中，冠心病之心绞痛、急性心肌梗死等疾病，与胸痹及真心痛有着密切的联系，中医的辨证论治方法，为这些疾病的治疗提供了新的视角和策略。

患者久病，正虚为本，因脾虚无力运化水湿，痰浊内生，气机不畅而无力推动血行，血瘀脉中与痰浊相互搏结，闭阻心脉，致心脉不通发为胸痹。舌质暗红，苔白，脉沉滑，证属痰瘀互结证。处方以瓜蒌薤白半夏汤为基础方通阳行气，温通豁痰，同时加入生地黄凉血生津，桂枝温通经脉，助阳化气，莱菔子缓解反酸胃灼热的症状。根据疏肝健脾法，加入茯苓、白术健脾利湿。

【医案 24】杨某，男，75 岁，2023 年 8 月 21 日就诊。诉间断胸闷憋气 10 年，加重 1 个月。症见：间断性胸闷憋气，无心前区疼痛，无肩背放射痛，无心慌及汗出，无头晕头痛，无一过性意识丧失，纳可，寐差，二便正常。舌质紫暗，苔薄白，脉弦。血压：144/81mmHg。

中医诊断：胸痹（肝气郁结证）。

西医诊断：不稳定型心绞痛。

处方：瓜蒌 30g，黄芩 10g，栀子 10g，当归 20g，丹参 10g，桃仁 10g，延胡索 10g，牛膝 10g，莱菔子 10g，柴胡 10g，白芍 20g，酸枣仁 20g，柏子仁 10g，远志 10g，莲子心 10g，知母 10g。

按语：胸痹作为中医心系疾病的重要组成部分，其病名最早见于《灵枢·本脏》，描述了肺脏功能异常与胸痹之间的联系。张仲景在《金匮要略》中首次正式提出了"胸痹"这一病名，并对其病因、症状、治疗进行了详细论述，开创了胸痹病的临床治疗先河。宋代《太平圣惠方》则进一步丰富了胸痹的治法方药，将心痛、胸痹并列，体现了对胸痹病机的深入理解和治疗策略的多样性。明代张景岳在《景岳全书》中，强调了情志因素在胸痹发病中的重要性，提出了"郁怒忧思，诸气逆而病在胸膈"的观点，倡导疏肝解郁、理气宽胸的治疗方法，为治疗胸痹开辟了新的视角。清代温病学派的发展，尤其是叶天士的"络病"理论和王清任的血府逐瘀汤，为胸痹的辨治提供了新的理论依据和治疗手段，丰富了胸痹的治疗策略。近代以来，随着中西医结合研究的深入，对胸痹（尤其是冠心病）的认识更加全面。现代医学认为胸痹的发生与冠状动脉粥样硬化导致的心肌缺血缺氧密切相关，而中医学则从整体出发，强调调整人体阴阳平衡，改善气血运行，达到标本兼治的效果。中西医结合疗法通过药物控制症状、稳定病情，同时辅以中医中药调理体质、预防复发，取得了显著的临床效果。随着现代科技的进步，中医诊疗技术也得到了创新发展。针灸、拔罐、刮痧等传统疗法结合现代物理治疗手段，以及中药现代化提取技术的应用，为胸痹的治疗提供了更多选择。中医的"治未病"思想也被广泛应用于胸痹的预防，通过调整饮食起居、调畅情志、适度运动等方式，增强体质，预防胸痹的发生与发展。

本案处方将龙胆泻肝汤、瓜蒌薤白半夏汤之意融会贯通，考虑患者心前区不适由两方面导致，一为阳气不通，二为肝气郁结，遂重用瓜蒌温通豁痰，又取黄芩、栀子等疏肝理气，并搭配当归、桃仁等活血散瘀止痛。最后考虑患者寐差，将酸枣仁纳入其中，并配伍柏子仁、远志养心安神，标本兼顾。

【医案 25】杨某，女，78 岁，2023 年 9 月 6 日就诊。诉间断心前区及左侧肩背部疼痛 20 余年，加重伴心悸 10 天。症见：胸闷憋气，心悸，劳累后加重，休息后可缓解，左侧肩背部酸痛，时有头晕耳鸣，伴后头痛，纳可，寐差，小便可，大便干。舌暗淡，苔薄白腻，脉沉弦。

中医诊断：胸痹（气虚血瘀证）。

处方：炒决明子 30g，石决明 30g，夏枯草 10g，野菊花 10g，川芎 10g，葛根 10g，炒莱菔子 10g，川牛膝 10g，天麻 10g，钩藤 10g，北柴胡 10g，白芍 20g，郁金 10g，醋香附 20g，火麻仁 10g，郁李仁 10g，当归 20g，桃仁 10g。3 剂，水煎服，日两服。

按语： 胸痹心痛，中医病名，又可称胸痹，是以胸部闷痛，甚至胸部疼痛贯穿至背部，喘息不能平卧为主要症状的一种疾病。轻者仅感胸闷如窒息，呼吸欠畅，重者可有胸痛，严重者心痛彻背，背痛彻心。本病的发作多与寒邪内侵、饮食、情绪、劳累、年老体弱有关。包含心血瘀阻，气滞心胸，痰浊闭阻，寒凝心脉，气阴两虚，心肾阴虚，心肾阳虚等多个证型。此病与现代医学的冠心病、心绞痛、心肌梗死关系最为密切，亦包含心包炎、病毒性心肌炎等伴随胸闷心痛，贯穿胸背，喘息不得平卧等症状者。

胸痹心痛是威胁中老年人生命健康的重要心系病症之一。随着现代社会生活方式及饮食结构的改变，发病有逐渐增加的趋势，因而本病越来越受到人们的重视。

《素问·痹论》指出："心痹者，脉不通，烦则心下鼓，暴上气而喘，嗌干，善噫，厥气上则恐。"阐述了胸痹的临床表现。

本案治疗时，针对患者心前区疼痛，施以川芎、牛膝、白芍、桃仁通经活络，行血止痛；以葛根治疗后头颈部不适感；针对患者大便不通，并未使用大黄、芒硝攻下，而是考虑患者年龄较大，以火麻仁、郁李仁润下通便，固护正气；同时予郁金、香附理气开郁止痛，缓解胸部憋闷不适感；以天麻、钩藤平抑肝阳，使上逆之阳气下潜，可解患者头晕耳鸣不寐之苦。数药合用，珠联璧合，以行气活血止痛为主，兼顾其余诸证，可谓相得益彰。

【医案 26】周某，男，40 岁，2023 年 9 月 20 日就诊。诉胸闷憋气，心悸，伴大汗出，时有背部紧缩感，活动或劳累后明显，体位变化时出现一过性晕厥，醒后大汗出，欲排便，时有头晕头痛，纳寐可，二便调。舌质暗紫，苔白腻，脉弦。

中医诊断：胸痹（气虚血瘀证）。

处方：柴胡 10g，白芍 20g，香附 20g，川芎 10g，葛根 10g，郁金 10g，酸枣仁 20g，柏子仁 10g，远志 10g，合欢皮 10g，首乌藤 10g，桂枝 10g，白术 10g，云茯苓 20g，山药 20g，莱菔子 10g。5 剂，水煎服，日两服。

按语： 胸痹是胸部脏气不宣通，引起以满闷疼痛为主症的病证，属于脏腑痹证的范畴。

本病多属本虚标实之证，病位在胸廓心肺，但与肝脾肾有关，常因素体胸阳不振，阴阳气血失调，外邪乘虚侵袭，或饮食不当，情志失调，年迈体虚，或痰湿、瘀血、水饮、外伤等因素而发。临证应与心痛、心悸、肺胀等病证相区别。

胸居阳位，宜清旷而忌邪侵。若胸阳不振，寒邪侵客，或阳虚水寒上攻，或寒痰血瘀上乘，均能导致"阴乘阳位"，痹阻气机，发为胸痹。故本病的发生多与寒邪内侵、饮食不当、情志失调、年老体虚等因素有关。其病机有虚实两个方面：实为寒凝、气滞、血瘀、水饮、痰浊停阻、痹遏胸阳，进而阻滞心肺；虚为心脾肝肾亏虚，功能失调。

本病多属本虚标实之证，治疗当分清标本虚实，治标当以通痹为主，疗本当以补虚为主。通痹多有温通、豁痰、祛瘀；补虚则以益气、补阴为主。临证中上述治法，多相互配合使用。

本案患者仍在壮年，故不需投以大量补益之品，而应当更多地把注意力放在疏通气机，调和阴阳上。以柴胡、香附、郁金疏通宣畅，调达气机；以酸枣仁、柏子仁、首乌藤改善睡眠；以白术、茯苓、山药健运脾胃；搭配莱菔子以助运化。气机调达，和畅则胸痹自除。

【医案 27】 张某，男，64 岁，2023 年 9 月 14 日就诊。诉心前区隐痛 2 年余，加重 1 天，伴汗出，胸闷憋气，可平卧，时有咳嗽咳痰，纳一般，寐可，二便可。舌淡，苔薄白，脉弦。

中医诊断：胸痹（阳虚痰结证）。

处方：瓜蒌 30g，薤白 10g，桂枝 10g，白术 10g，云茯苓 20g，莱菔子 10g，柴胡 10g，白芍 20g，延胡索 10g，山药 20g，郁金 10g，香附 20g，砂仁 15g，川芎 10g，白豆蔻 15g。3 剂，水煎服，日两服。

按语：胸痹之病，症候极为复杂，不仅从病因上属阳微阴弦，从辨证上也多气滞、血瘀、虚实夹杂之候。患者尚可平卧，故胸中尚无过多水饮停聚，但患者咳嗽咳痰明显，伴有憋气，推测胸中有气滞痰结。故选用瓜蒌薤白白酒汤为主方，此方可通阳散结，行气祛痰，临床常用于治疗冠心病心绞痛、非化脓性肋软骨炎、肋间神经痛、慢性支气管炎等属胸阳不振，痰阻气滞者。

诸阳受气于胸中而转行于背，胸中阳气不振，津液不得输布，津停痰聚，阻碍气机，故胸部闷痛，甚则胸痛彻背；痰阻气滞，肺失宣降，则见喘息、咳唾；阳虚痰凝气滞，故见舌苔白腻，脉沉弦或紧。本证病机为胸阳不振，痰阻气滞。治以通阳散结，行气祛痰。方中瓜蒌为君，理气宽胸、涤痰散结，该药擅长理气散结以宽胸，并可稀释软化稠痰以通胸膈痹塞。薤白为臣，通阳散结，行气止痛。因本品辛散苦降，温通滑利，善散阴寒之凝滞，行胸阳之壅结，故为治胸痹之要药。瓜蒌配伍薤白，既祛痰结，又通阳气，相辅相成，为治疗胸痹的常用药对。

本案患者虚象明显，故以茯苓、白术、山药补其中土，再搭配莱菔子、砂仁、豆蔻助其健运；患者舌苔白腻，内有痰饮郁结，故以瓜蒌、薤白宽胸涤痰，理气散结；再搭配白芍、川芎活血化瘀，伍以柴胡、郁金、香附宣畅气机，气行则血行，有效缓解患者的临床症状。

【医案28】杨某，男，89岁，2023年9月14日就诊。诉阵发胸闷憋气，汗出，活动后加重，含服"速效救心丸"后2～3分钟缓解，伴轻度心前区及后背部疼痛，纳寐可，小便需服用"哈乐（盐酸坦索罗辛缓释胶囊）"，大便干，需口服助便药，面色少华。舌质暗红，苔薄白，脉弦滑。

中医诊断：胸痹（气滞痰阻证）。

处方：瓜蒌30g，莱菔子10g，木香10g，当归20g，桃仁10g，郁李仁10g，火麻仁10g，大腹皮10g，酸枣仁20g，桃仁10g，远志10g，合欢皮10g，柴胡10g，白芍20g，桂枝10g，首乌藤10g。5剂，水煎服，日两服。

按语：中医胸痹的治疗原则主要为调理气血，开通经络，化瘀通络，祛瘀通窍等多方面，气血两元素相互依存，气血足则脏腑功能正常；胸痹多是胸中气血运行不畅，中医治疗胸痹通常采用益气养血，补益心肾，温补心阳等方式。胸痹可能是由于气血亏虚，心肾阴虚，心肾阳虚，或者气阴两虚，不能濡养心脉而出现的胸闷、胸痛、心悸的症状。也有可能是心血瘀阻，气滞心胸，寒凝心脉，痰浊闭阻等因素导致的不通而痛的情况。另外，在胸痹疾病的发展过程中，也有可能会存在虚实夹杂的情况，所以在具体治疗时需要在祛除邪气的同时，注意以补虚为主。

《素问·脏气法时论》中记载胸痹症状，云："心病者，胸中痛，胁支满，胁下痛，膺背肩胛间痛，两臂内痛。"

本案处方以瓜蒌开胸涤痰，降气散结；当归、桃仁、白芍活血化瘀，通经和络；白芍配伍桂枝还能够调和营卫，防止汗出；加以酸枣仁、首乌藤、远志交通阴阳，助患者安眠；同时，大腹皮、郁李仁、火麻仁能够润下通便，开上的同时不忘利下。

心主一身血脉，肝为藏血之脏，血液需要心气推动，肝气疏调，肺气宣降，才能在体内运行不息，环周不止。本案用药既能升达清阳，又可降泄下行，气机升降正常，气血调和，血瘀、气滞等致病原因通通消失，自然诸症全消。

【医案 29】王某，女，67 岁，2023 年 9 月 10 日就诊。诉阵发性心前区闷痛，伴憋气 4 年余，休息后可自行缓解，加重 1 天，大汗出，服"速效救心丸"后未缓解。纳寐可，二便可，面色少华。舌紫暗，苔白，脉弦滑。

中医诊断：胸痹（气滞痰阻证）。

处方：瓜蒌 30g，薤白 10g，白术 10g，云茯苓 20g，川芎 10g，延胡索 10g，柴胡 10g，白芍 20g，酸枣仁 20g，桃仁 10g，远志 10g，合欢皮 10g，桂枝 10g，首乌藤 10g，木香 10g，莱菔子 10g。5 剂，水煎服，日两服。

按语：胸痹心痛指的是以胸部疼痛、气短、喘息、心悸等为主要特征的一类病症，心绞痛、冠心病、心肌梗死等病症都属于该病的范畴，其发病机制与不健康的生活方式及习惯、年龄、寒邪侵袭、情志等方面有很大的相关性。该病病性主要包括虚证、实证，或虚证和实证相结合，病机主要为心血少、心阳亏虚、痰浊、瘀血、寒滞等，导致患者脉络、胸阳、心阳不通畅，进而发展成胸痹。依据胸痹心痛的发病机制，进行中医辨证施护，有利于防止急性心肌梗死的发生，降低并发症的发生率，改善临床症状。

气滞痰阻证的症候要点为胸脘痞闷如窒而痛，或痛引肩背，气短，肢体沉重，形体肥胖，痰多，纳呆，恶心，舌暗苔浊腻，脉弦滑等。主要以通阳豁痰为原则进行施护，病房要选择阳光较好的地方，不能过于潮湿，保持病房的安静，为患者提供一个舒适的休养环境。作息时间规律，可进行适当锻炼。如打太极拳等。该种类型大多都是由饮食不合理造成的，因而可着重进行饮食方面的护理，饮食的原则主要是通阳泄浊，可多食用冬瓜、海带、海参及一些粥类食物，以达到化痰开窍等良好功效。对食物的量进行固定，可少食多餐，减少脾胃的损伤。对肥胖者进食量进行控制，减轻体重，避免痰浊的生成。咳嗽不止且痰较多的患者，要随时帮助其进行拍背或翻身。

临床上对于气滞伴痰阻型胸痹，除了瓜蒌、薤白一类常用药，还应当关注患者的兼证。本案患者舌紫暗，怀疑内有瘀血，瘀血与停滞之气与痰相合，更易诱发诸多变证。因此，方中配伍川芎、白芍、桃仁，注重活血化瘀，使得瘀血不易存留，避免后患。

【医案30】常某，女，83岁，2023年9月13日就诊。诉间断胸闷憋气2年余，加重1天，伴周身疼痛，乏力，心前区灼烧感，头晕头痛，咳嗽咳痰，纳可，寐差，小便色红，大便可。舌暗紫，苔白，脉弦。

中医诊断：胸痹（痰瘀互结证）。

处方：威灵仙30g，白芷10g，牛膝10g，姜黄10g，莱菔子10g，延胡索10g，白术10g，云茯苓20g，川芎10g，白茅根10g，生地黄20g，麦冬30g，柴胡10g，白芍20g，郁金10g，香附20g。5剂，水煎服，日两服。

按语：患者正虚为本，脾虚无力运化水湿，痰浊，内生气机不畅而无力推动血行，血瘀脉中，与痰浊相互搏结，痹阻心脉，心脉不通，发为本病。结合舌脉辨为痰瘀互结证。

胸痹心痛分为痰瘀互结、心阳不振和气滞血瘀证。痰瘀互结证治以活血化瘀，化痰通络，代表方剂有瓜蒌薤白半夏汤合桃红四物汤；气滞血瘀证治以活血化瘀，理气止痛，代表方剂有血府逐瘀汤合桂枝汤；心阳不振证治以温阳益气，活血化瘀，代表方剂有桂枝甘草汤合参附汤。

胸痹之病，或因外感六淫，或内伤七情，或饮食不洁等，皆会损伤胸中之阳气，阴寒之邪上乘阳位，痹阻心脉而致病。外感以寒邪为主因，《诸病源候论·心痛候》云："心痛者，风冷邪气乘于心也。"寒邪最易凝滞气血，气滞则血瘀。内伤七情，或是怒伤血逆，血不归经，形成瘀血，致使心脉闭阻不通；或忧思困脾，阻滞营血化生，而生痰浊，亦可导致营血郁滞不行。痰浊与瘀血互结于胸中，而成胸痹。

处方中川芎、延胡索搭配威灵仙、姜黄、白芷、牛膝，以祛风除痹，通络止痛，缓解周身疼痛不适感；麦冬、生地黄相须为用，以滋阴宁心，缓解心前区灼热，再用白茅根针对患者尿血情况，配伍白术、茯苓、莱菔子健运脾胃，以助运化。诸药合用，可解患者于病痛之中。

【医案 31】许某，女，71 岁，2023 年 9 月 10 日就诊。诉间断心慌、憋气 10 余年，加重伴恶心呕吐 1 天，汗出，无明显心前区及后背部疼痛，头晕头痛，恶心欲吐，腹痛，无视物旋转，无一过性黑矇及晕厥，无发热，无咳嗽咳痰，纳寐差，小便可，大便次数增多。舌暗，苔白，脉沉。

中医诊断：胸痹（气虚血瘀证）。

西医诊断：不稳定型心绞痛；冠心病。

处方：炒决明子 30g，石决明 30g，夏枯草 10g，野菊花 10g，川芎 10g，葛根 10g，炒莱菔子 10g，川牛膝 10g，麸炒枳壳 10g，姜厚朴 10g，当归 20g，桃仁 10g，酸枣仁 10g，柏子仁 10g，天麻 10g，钩藤 10g。3 剂，水煎服，日两服。

按语：胸痹是一种以胸部不适为首发症状的心血管疾病，其临床表现从轻微的胸闷感，如被重物压迫胸膛，到严重的胸痛，甚至痛感可放射至背部，患者难以平卧，呼吸受限。在症状轻微时，患者可能仅感受胸闷，呼吸不畅；而病情加重时，则会出现明显的胸痛。严重情况下，心痛可延伸至背部，反之亦然。真心痛，作为胸痹的重症阶段，其特征为胸骨后方的剧烈且持续性疼痛，常伴随心慌、水肿、四肢冰冷、呼吸急促、大汗淋漓、面色苍白等症状，病情危急时可直接威胁生命。在现代医学的范畴内，胸痹与冠心病的心绞痛、心肌梗死紧密相关，这些疾病均可参照胸痹的辨证施治原则进行中西医结合治疗。冠心病患者的血流动力学改变可导致冠状动脉供血不足，进而引起心肌缺氧，临床表现为胸闷及类似心绞痛的胸痛，心电图上可观察到心肌缺血的特征性改变。这些症状与胸痹极为相似，容易被误诊为冠心病引起的心绞痛或心肌梗死。然而，冠心病有其独特的发病机制，通过冠状动脉造影可以观察到冠状动脉的粥样硬化和管腔狭窄或阻塞，而心肌梗死时，心电图和心肌酶水平会显示出特征性的动态变化，这些是诊断冠心病及其并发症的重要依据。值得注意的是，肺栓塞与冠心病有时可同时存在，临床诊断时需仔细甄别，避免误诊或漏诊。在治疗策略上，针对胸痹和冠心病患者，中西医结合的方法能够更全面地评估病情，提供个体化的治疗方案，从而改善患者预后，提高生活质量。胸痹与真心痛在中医理论中描述了心血管疾病从轻度到重度的连续性症状变化，与现代医学中的冠心病及其并发症有高度的对应性。在临床实践中，中西医结合的诊疗方法不仅能够提供更加准确的疾病识别，还能通过综合治疗策略，有效控制疾病进展，减轻患者症状，提升患者的整体健康状况。面对胸痹与冠心病的复杂性，医生需要具备跨学科的知识，灵活运用中西医结合的治疗理念，以达到最佳的临床效果。

《太平圣惠方·治心痹诸方》云："夫思虑烦多则损心，心虚故邪乘之，邪积而不去，则时害饮食，心中愊愊如满，蕴蕴而痛，是谓心痛。"

《玉机微义·心痛》云："然亦有病久气血虚损及素劳作羸弱之人患心痛者，皆虚痛也。"

本案处方以天麻、钩藤、石决明平肝祛风降逆为主，炒决明子、夏枯草、野菊花平肝清肝，葛根升脾阳以益心阳，辅以活血之当归、桃仁、川芎、牛膝；理气之枳壳、厚朴、莱菔子等，滋肾平肝止逆、活血理气止痛；并辅以酸枣仁、柏子仁以镇静安神，缓其失眠。诸药合用，为治胸痹、失眠之良剂。

【医案 32】孙某，男，55 岁，2023 年 9 月 7 日就诊。诉间断胸闷憋气 2 年余。半个月前患者自觉胸闷憋气较前加重，发作频率较前增多，无胸痛及咽部阻塞感，无汗出。舌暗，苔白，脉沉。

中医诊断：胸痹心痛（痰瘀互结证）。

西医诊断：不稳定型心绞痛；冠心病。

处方：瓜蒌 30g，醋延胡索 10g，麸炒白术 10g，茯苓 20g，炒莱菔子 10g，木香 10g，北柴胡 10g，白芍 20g，郁金 10g，醋香附 20g，炒酸枣仁 20g，柏子仁 10g，制远志 10g，合欢皮 10g，桂枝 10g，首乌藤 10g。7 剂，水煎服，日两服。

按语：胸痹心痛中的痰瘀互结证是胸痹中的一种特殊类型，病机在于痰湿与血瘀相互交织，共同阻滞心脉，导致气血运行不畅，引发胸痛、胸闷等症状。痰湿内生，可因饮食不节、脾胃功能失调、情志抑郁等多种因素引起，血瘀则是气血运行受阻的结果。痰湿与血瘀互结，不仅加重了心脏负担，也使得病情更为复杂，治疗难度增加。治疗胸痹心痛中的痰瘀互结证，应以化痰祛湿，活血化瘀为主，同时兼顾调畅气机，以期达到痰瘀得解、心脉得通的目的。常用药物包括半夏、陈皮、茯苓、丹参、桃仁、红花等。半夏、陈皮、茯苓等药能健脾化湿，燥湿化痰；丹参、桃仁、红花等药则能活血化瘀，改善血液循环。胸痹心痛中的痰瘀互结证的治疗需结合患者具体病情，采用个体化的治疗方案。在药物治疗的同时，还应重视生活方式的调整，包括合理饮食（少食油腻、生冷食物，多吃蔬菜水果）、适量运动、保持心情舒畅等，以改善脾胃功能，减少痰湿生成，促进气血运行。此外，定期进行中医体质辨识，结合针灸、拔罐、推拿等非药物治疗方法，可增强治疗效果，改善患者生活质量。对于胸痹心痛中痰瘀互结的患者，应定期复查，监测病情变化，及时调整治疗方案，以预防疾病进一步发展。现代医学中冠心病之心绞痛、心肌梗死与本病密切相关，可参照本病辨证论治。急性心肌梗死有突然胸痛、胸闷、甚至呼吸困难、休克等临床表现，且常有高血压、动脉粥样硬化、冠心病病史。另外，体征、心电图、X 线片检查、血清酶学检查有助于诊断。

《诸病源候论·久心痛候》曰："心为诸脏主，其正经不可伤，伤之而痛者，则朝发夕死，夕发朝死，不暇展治。其久心痛者，是心之支别络，为风邪冷热所乘痛也，故成疹不死，发作有时，经久不瘥也。"

本案患者痰瘀交阻，壅塞胸中，气机闭阻，处方中瓜蒌可豁痰开窍，为治疗胸痹痰瘀互结之要药，柴胡、香附、炒莱菔子、木香具有理气、止痛的功效；白芍缓急止痛；白术、茯苓健脾理气；首乌藤宁心安神，远志宁心益智共为佐药；酸枣仁、柏子仁补益心脾；醋延胡索、郁金活血止痛。诸药合用，可发挥化痰祛瘀、疏通经络之功效。

【医案33】杜某，女，71岁，2023年9月17日就诊。诉间断胸憋闷1年，加重1天，伴头晕，无头痛，无前胸后背疼痛，无咳嗽咳痰，无恶心反酸，纳寐可，二便调。舌质暗紫，苔薄，苔色白，脉象弦滑。

中医诊断：胸痹（痰瘀互结证）。

西医诊断：不稳定型心绞痛；冠心病。

处方：瓜蒌30g，延胡索10g，柴胡10g，白芍20g，川芎10g，薤白10g，桂枝10g，郁金10g，香附20g，佛手10g，香橼10g，苍术10g，白术10g，云茯苓20g，当归20g，桃仁10g，火麻仁10g，郁李仁10g。7剂，水煎服，日两服。

按语：胸痹与真心痛是中医对一系列心血管疾病状态的描述，主要症状包括胸部闷痛、胸痛彻背、喘息不得卧等，这些症状是心脏供血不足或心肌损伤的临床表现。胸痹通常指的是较轻的心血管疾病状态，而真心痛则代表病情严重，可能危及生命，与现代医学中的冠心病之心绞痛、心肌梗死密切相关。在中医学理论中，胸痹与真心痛的病机复杂，涉及气滞、血瘀、痰湿、寒凝等多个方面，其中气虚、阳虚、气阴两虚是本虚，气滞、血瘀、痰浊、寒凝则为标实。治疗上，中医强调辨证论治，根据患者具体病情，采取针对性的治疗策略。胸痹治疗原则多为活血化瘀，理气宽胸，辅以化痰散寒等方法。常用药物包括丹参、川芎、红花、薤白、瓜蒌等，这些药物具有活血化瘀、理气通络的功效。在胸痹的基础上，真心痛的治疗更为紧急和复杂，需要迅速缓解疼痛，保护心肌，防止病情恶化。治疗原则包括活血化瘀、理气宽胸、温阳救逆等，常用药物有苏合香丸、生脉饮、参附汤等，这些药物能够迅速改善心肌供血，保护心脏功能。从现代医学的角度看，胸痹与真心痛对应冠心病之心绞痛、心肌梗死，治疗策略包括药物治疗、介入治疗（如冠状动脉支架置入术）、冠状动脉搭桥术等，旨在恢复心脏的血流，缓解心肌缺血，预防心肌梗死。胸痹与真心痛的治疗需要结合中西医的优势，采取综合治疗策略。在急性期，西医的介入治疗和药物治疗可以迅速缓解症状，保护心肌；在慢性期，中医的辨证论治可以调整体质，改善症状，提高生活质量。患者应遵循医嘱，定期复查，同时注意生活方式的调整，包括合理饮食、适量运动、控制情绪等，以预防疾病的进一步发展。

《类证治裁·胸痹》曰："胸痹，胸中阳微不运，久则阴乘阳位，而为痹结也，其症胸满喘息，短气不利，痛引心背。由胸中阳气不舒，浊阴得以上逆，而阻其升降，甚则气结咳唾，胸痛彻背。夫诸阳受气于胸中，必胸次空旷，而后清气转运，布息展舒。胸痹之脉，阳微阴弦，阳微知在上焦，阴弦则为心痛，以《金匮》《千金》均以通阳主治也。"

瓜蒌甘寒入肺，善于涤痰散结，理气宽胸。《本草思辨录·卷二》云："瓜蒌实之长，在导痰浊下行，故结胸胸痹，非此不治。"薤白辛温，通阳散结，行气止痛，二药相配，化上焦痰浊，散胸中阴寒，宣胸中气机，为治疗胸痹的要药。川芎具有活血通脉的功效；佛手、香橼、柴胡、香附理气止痛；火麻仁、郁李仁润肠通便；桃仁、延胡索、当归、郁金可补气活血；白芍缓急止痛，云茯苓、苍术、白术可以补气健脾，理气止痛。诸药合用，可发挥疏通经络、益气活血之功效。

【医案 34】 时某，男，79 岁，2023 年 9 月 5 日就诊。诉间断胸闷 9 月余，加重 1 天。症见：间断胸闷，后背发紧，乏力，时有头晕，无头痛，无视物旋转，偶有恶心，腹胀，肩颈不适，四肢麻木，纳可，寐差，二便可。舌暗紫，苔厚，苔色白，脉弦滑。

中医诊断：胸痹。

西医诊断：不稳定型心绞痛。

处方：瓜蒌 30g，桔梗 10g，苦杏仁 10g，甘草 10g，白术 10g，茯苓 20g，莱菔子 10g，紫苏叶 10g，山药 20g，薏苡仁 30g，木香 10g，酸枣仁 20g，柏子仁 10g，远志 10g，合欢皮 10g，陈皮 10g。5 剂，水煎服，日两服。

按语： 胸中空旷，为清轻阳气所在之处，若受邪阻滞，则清阳运转不利，胸中心之"通明"受损，发为心病。扰动胸阳之邪中，又以痰湿、寒邪最为明显。湿性重浊、黏滞，易阻气机之运行；寒性收引、凝滞，易伤阳气之功用。《素问·六微旨大论》云："出入废则神机化灭，升降息则气力孤。"升降出入是气的运动的基本形式，称为气机，而湿、寒之邪易阻气机，在治疗上除以温化等法祛邪外，还需要注重调理气机。而在恢复气的升降出入中，又以调理脾胃最为关键。

不稳定型心绞痛是急性冠脉综合征的一种类型，现代医学认为不稳定型心绞痛的发病是由不稳定斑块引起的，而中医学认为发生冠状动脉痉挛、斑块不稳诱发心绞痛的根本原因是胸阳不振。西医治疗中多使用硝酸酯类药物扩张血管、改善心肌供血以达到治疗目的，在慢性充血性心功能不全、不稳定型心绞痛中应用较多。

中医治疗中，瓜蒌薤白半夏汤具有开结豁痰，通阳泄浊等作用。瓜蒌善散结涤痰、宽胸理气，薤白可行气止痛、通阳散结。二者搭配使用具有散胸中阴寒、化痰浊、宣气机的效果。桔梗、杏仁、陈皮宣肺理气，白术、茯苓健脾渗湿，莱菔子、紫苏叶降气化痰，山药、薏苡仁、木香健脾和胃，酸枣仁、柏子仁、远志、合欢皮安神解郁，甘草行调和诸药之功。本方具有开结豁痰，通阳泄浊之用。

【医案 35】 宫某，男，63 岁，2023 年 9 月 6 日就诊。诉突发心前区闷堵感 2.5 小时，症见：心前区闷堵感，伴憋气，时有咳嗽咳痰，无大汗出，无心悸，无头晕头痛，无黑矇晕厥，纳可，二便可。舌质紫暗，苔厚，苔色白，脉弦滑。

中医诊断：胸痹。

西医诊断：急性下壁心肌梗死。

处方：瓜蒌 30g，桃仁 10g，当归 20g，酸枣仁 20g，柏子仁 10g，远志 10g，合欢皮 10g，桂枝 10g，柴胡 10g，白芍 20g，延胡索 10g，川芎 10g，郁金 10g，香附 20g，白术 10g，茯苓 20g。5 剂，水煎服，日两服。

按语： 胸痹心痛者，既有阳微之气血运行无力、化生无源，又有阴弦之实邪阻滞于脉，两方面共同导致血气在脉中循环、周流速度减慢，心脉失养，经脉痹阻不通，无法布散全身，发为胸痛、乏力等症。《柳选四家医案》云，"胸痛彻背，是名胸痹……此痛不唯痰浊，且有瘀。"又因气与血密不可分，气为血之帅，血为气之母，故通行血脉除活血、化瘀、通脉外，还需配合行气、补气、养血诸法，使气血得调，心脉得通。

急性心肌梗死是在冠状动脉病变的基础上，发生冠状动脉血供急剧减少或中断，使相应的心肌严重而持久的缺血所致的部分心肌急性坏死。急性心肌梗死属中医学"真心痛""厥心痛"范畴，是"胸痹心痛"的进一步发展，其特点是剧烈而持久的胸骨后疼痛，伴有心悸、四肢厥冷、喘息气促、汗出、面色苍白等症状。

随着临床对胸痹研究的不断深入，中医治疗的优势不断显现。瓜蒌薤白半夏汤中含有瓜蒌、半夏等多种中药成分，具有通阳泄浊、豁痰开结之功。本案处方为瓜蒌薤白半夏汤加减，方中瓜蒌宽胸涤痰，桃仁、当归活血祛瘀，酸枣仁、柏子仁、远志、合欢皮安神解郁，桂枝、白芍调和营卫，延胡索、川芎、郁金活血行气止痛，香附、白术、茯苓健脾理气。诸药合用，增强通阳泄浊、豁痰开结之功。

【医案36】庞某，女，76岁，2023年9月21日就诊。诉阵发心前区疼痛4天，症见：阵发心前区不适伴呼吸困难，夜间加重明显，无胸闷、胸背痛，纳可，寐安，大小便调。舌暗，苔白，脉沉。

中医诊断：胸痹心痛。

西医诊断：冠心病。

处方：桃仁10g，当归20g，豆蔻10g，砂仁10g，薏苡仁30g，山药20g，茯苓20g，白术10g，莱菔子10g，香附20g，郁金10g，白芍20g，柴胡10g，川芎10g，延胡索10g，瓜蒌子15g，瓜蒌皮15g。7剂，水煎服，日两服。

按语：随着人们生活、饮食习惯的改变，冠状动脉粥样硬化性心脏病的发病率越来越高，现代医学上称之为冠心病，中医学将其纳入"胸痹"的范畴。我国冠心病主要发病人群在40岁以上，其中60岁以上老年人发病率最高，严重威胁人类生命安全，影响患者家庭生活质量。临床上常用中药治疗、西药治疗、手术治疗和介入治疗。西药一般选择硝酸酯类药物、β受体阻滞药、抗血小板制剂等。

胸痹心痛，是指胸部闷痛，甚则胸痛彻背，气短、喘息不得卧为主的一种病证。轻者仅感胸闷如窒，呼吸不畅，严重者出现心痛剧烈，持续不解，伴有汗出、肢冷、面白、唇紫、手足青至节、脉细微或结代等症状。其发病与寒邪内侵、饮食不当、情志失调、年老体弱有关。病机多为心阳不足、心血虚少，或阴寒凝滞，或痰浊瘀血等痹阻胸阳、脉络，使心阳不振，心脉不通，不通则痛而发为胸痹。

本案处方中桃仁、当归、川芎均为活血祛瘀之品；柴胡疏肝解郁，升达清阳；豆蔻、砂仁化湿开胃，温中行气；薏苡仁、山药、茯苓、白术健脾利湿；莱菔子、香附、郁金行气降气；延胡索活血行气；瓜蒌子、瓜蒌皮宽胸散结。诸药合用，以达活血化瘀，通脉止痛之用。

【医案 37】蒋某，男，81 岁，神清，精神弱，间断胸痛，无胸闷憋气，无恶心呕吐，腹痛，腹胀，时有恶心，无呕吐，纳差，乏力明显，大便溏，色深，寐尚可。神态正常，面色红润，形体消瘦，舌质红润，苔润，苔色白；语声正常，气息平和，脉象弦。

中医诊断：胸痹心痛（气滞心脉证）。

西医诊断：心绞痛。

处方：焦三仙各 30g，鸡内金 15g，白扁豆 20g，砂仁 10g，白豆蔻 10g，葛根 10g，山药 20g，柴胡 10g，陈皮 10g，白术 10g，茯苓 20g，白芍 20g，郁金 10g，香附 20g，木香 10g。

按语：心绞痛是由于各种原因引起冠状动脉狭窄，造成血液流动受阻，心脏出现缺血缺氧的病理状态。不稳定型心绞痛作为冠心病心绞痛的常见类型之一，是急性冠脉综合征的一种表现形式，为介于急性心肌梗死和稳定型心绞痛之间的临床冠脉综合征。不稳定型心绞痛发生发展机制复杂，是在冠状动脉粥样硬化、痉挛，血小板聚集及血栓形成等多种因素作用下，由侧支循环障碍、血管狭窄或阻塞共同参与所致。

在中医学理论体系中，胸痹与心痛被视作心脉功能异常的结果，其核心机制在于心脉的气血运行受阻，导致心区疼痛不适。这一过程可由多种因素引发，包括年老体衰、寒邪侵袭、情志失调或长期疾病影响。这些因素共同作用导致心气虚弱，心血运行不畅，心脉闭塞，从而引起胸痹、心痛的症状。胸痹、心痛的病位主要在心，其病理性质为本虚标实。本虚指的是五脏功能失调，标实则表现为寒凝、痰阻、气滞、血瘀等病理产物的积聚。气滞血瘀是胸痹、心痛发生的关键病机，治疗上应以活血化瘀，行气止痛为原则。《黄帝内经》中最早将心痛归类，根据病情轻重，提出了"厥心痛""真心痛""卒心痛"等分类，强调了心痛的急性和严重性。《灵枢·五邪》与《素问·脏气法时论》详细描述了心病的症状，包括胸中痛、胁支满、胁下痛等，体现了心痛的多维表现。东汉张仲景《金匮要略》中正式引入"胸痹"概念，将其症状归纳为喘息、咳唾、胸背痛、短气等，并将病因病机总结为"阳微阴弦"，提出了针对不同证候的治疗方剂，如瓜蒌薤白白酒汤等，体现了中医辨证施治的精髓。治疗胸痹、心痛，应遵循辨证论治的原则，根据患者的具体症状和体质，采用温通散寒，宣痹化湿，活血化瘀，行气止痛等方法。张仲景提出的方剂至今仍被广泛应用于临床，体现了其治疗理念的深远影响。胸痹、心痛在中医学理论中被视为心脉功能障碍的反映，治疗上强调辨证施治，通过调整气血运行，恢复心脉正常功能。中医古籍中记载的治疗原则，为现代临床实践提供了宝贵的指导经验，体现了中医治疗心血管疾病的历史智慧和现代价值。

本案处方运用柴胡疏肝散加减。焦三仙消积化滞；鸡内金健脾消食；白扁豆健脾化湿，和中消暑；砂仁化湿开胃，温脾理气；白豆蔻化湿消痞，行气温中，开胃消食；葛根解肌退热，生津，升阳止泻；山药健脾益胃；柴胡疏肝理气，活血止痛；陈皮理气健脾，燥湿化痰；白术健脾益气，燥湿利水，止汗；茯苓利水渗湿，健脾，宁心安神；白芍可柔肝止痛，平抑肝阳；郁金活血止痛，行气解郁，清心凉血；香附可疏肝解郁，理气宽中，调经止痛；木香行气止痛，温中和胃。

【医案38】张某，女，75岁。2023年6月30日因"间断心前区刺痛3天"入院。患者于3天前无明显诱因出现心前区刺痛，每次发作持续 1～2 秒后自行缓解，未服用速效救心丸、硝酸甘油片等药物，发作时无心慌心悸，无大汗出，无恶心呕吐。昨日因上述症状加重就诊于我院急诊，急诊初步诊断：心绞痛？29 日拒绝完善相关化验检查，要求住院进一步系统诊治，遂由急诊收入我病区。入院症见：神清，精神可，间断心前区刺痛，发作时无汗出，无头晕黑矇，偶有咳嗽咳痰，痰少咽干，无胸闷喘憋，无言语及肢体活动障碍，无发热恶寒，无恶心呕吐，饮食睡眠可，小便量可，大便调，近 3 个月体重无明显变化。舌质红润，有裂纹，苔燥腻，苔色黄，语声正常，气息平和，脉象弦。

中医诊断：胸痹心痛（心血瘀阻证）。

西医诊断：不稳定型心绞痛。

处方：瓜蒌 30g，莱菔子 10g，延胡索 10g，杏仁 10g，桂枝 10g，木香 10g，当归 20g，桃仁 10g，决明子 30g，生石决明 30g，夏枯草 10g，野菊花 10g，川芎 10g，葛根 10g，牛膝 10g，焦三仙各 30g。

按语：不稳定型心绞痛是介于稳定型心绞痛及急性心肌梗死之间的心血管疾病，以胸前区疼痛为主要表现，随着病情进展可发展为心肌梗死，近年来其发病率逐渐升高。

胸痹心血瘀阻证是胸痹中的一种类型，主要病理机制为心血运行受阻，形成瘀血，阻塞心脉，导致心区疼痛。在中医学理论中，心主血脉，当心血瘀阻时，不仅影响心的正常功能，还会影响全身的气血运行，从而引起一系列临床症状。临床表现中，胸痛为本证的主要症状，表现为胸骨后或心前区疼痛，痛处固定，多为刺痛，痛感可放射至肩背、手臂；患者常感胸闷不适，严重时可有窒息感；舌质紫暗或有瘀点、瘀斑，舌下静脉可见扩张，脉象多为沉涩或弦紧；可伴有心悸、气短、乏力等症状，严重者可见面色苍白或青紫，唇甲青紫。治疗胸痹心血瘀阻证，中医强调活血化瘀，通络止痛。常用药物包括丹参、红花、桃仁、川芎、赤芍等，这些药物具有活血化瘀、通经止痛的功效。具体方剂有血府逐瘀汤、桃红四物汤等，临床根据患者具体病情进行加减。建议患者合理饮食，宜清淡，避免油腻、生冷、辛辣食物，可多食富含纤维的食物，如蔬菜、水果，有助于改善血液循环。应适量运动，如散步、太极拳等，有助于促进气血运行，但避免剧烈运动，以免加重心脏负担；保持心情舒畅，避免过度紧张、焦虑，情绪波动或可加重病情；定期进行心电图、血压、血脂等检查，监测病情变化，及时调整治疗方案。

本案处方中瓜蒌宽胸化结，散热涤痰；莱菔子消食除胀，降气化痰；延胡索活血，行气，止痛；杏仁降气祛痰，止咳，平喘，润肠通便；桂枝温心阳以化阴血；木香行气止痛，温中和胃；当归补血活血，润肠通便；桃仁活血祛瘀，润肠通便；决明子清肝明目，利水，通便；生石决明平肝潜阳，除热，明目；夏枯草清肝泻火，明目，散结消肿；野菊花清热解毒，泻火平肝；川芎行气开郁，活血止痛；葛根解肌退热，生津，升阳止泻；牛膝补肝肾，强筋骨，引血下行；焦三仙消积化滞。

【医案 39】 杨某，女，71 岁，2023 年 7 月 11 日因"间断胸闷憋气伴心悸 5 年，伴舌尖麻木半年"入院。患者 5 年前无明显诱因出现胸闷憋气，伴心悸，时有夜间发作，自行含服"复方丹参滴丸、速效救心丸"后可缓解，每次持续数分钟，于外院行心电图检查未见明显异常，患者半年前无明显诱因出现舌尖麻木，无言语不利，无肢体活动障碍，未予重视；后未自行缓解，为进一步治疗，就诊于我院门诊，门诊以"冠心病"收入院。症见：间断胸闷憋气，伴心悸，时有背部疼痛，性质难以描述，头晕，无头痛，伴舌尖麻木，时有咳嗽咳痰，痰黏，时有反酸胃灼热，无言语不利，无肢体活动障碍，纳寐可，二便可。舌质暗紫，苔薄，苔色白，语声正常，气息平和，脉象弦滑。

中医诊断：胸痹心痛（气滞心脉证）。

西医诊断：不稳定型心绞痛。

处方：瓜蒌 30g，莱菔子 10g，木香 10g，薤白 10g，黄芩 10g，柴胡 10g，川芎 10g，延胡索 10g，白芍 20g，郁金 10g，香附 20g，砂仁 15g，白豆蔻 15g，山药 20g，生薏苡仁 30g。

按语： 心绞痛是由于各种原因引起冠状动脉狭窄，造成血液流动受阻，心脏出现缺血缺氧的病理状态。不稳定型心绞痛作为冠心病心绞痛的常见类型之一，是急性冠脉综合征的一种表现形式，为介于急性心肌梗死和稳定型心绞痛之间的临床冠脉综合征。不稳定型心绞痛发生发展机制复杂，是在冠状动脉粥样硬化、痉挛，血小板聚集及血栓形成等多种因素作用下，由侧支循环障碍、血管狭窄或阻塞共同参与所致。

胸痹心痛（气滞心脉证）在中医学理论中，主要源于气机不畅，导致心脉受阻，气血运行不顺，从而引起胸痹、心痛等症状。气滞，即气的流通受到阻碍，多由情绪抑郁、饮食不当、外邪侵袭等因素引起，影响心脉的正常运行，进而导致心脏气血供应不足，引发疼痛。中医治疗胸痹心痛（气滞心脉证），强调疏肝理气、活血通络。常用药物包括柴胡、香附、陈皮、枳壳、川芎等，这些药物具有疏肝解郁、理气活血的功效。具体方剂如柴胡疏肝散、血府逐瘀汤等，根据患者具体病情进行加减。

本案处方运用柴胡疏肝散加减。柴胡疏肝散作为一种中药方剂，具有活血止痛，疏肝理气的功效，对肝气郁滞型疾病具有较好治疗效果。瓜蒌宽胸化结，散热涤痰；莱菔子消食除胀，降气化痰；木香行气止痛，温中和胃；薤白顺气散结，通阳导滞；黄芩清热燥湿，泻火解毒，止血；柴胡疏肝理气，活血止痛；川芎行气开郁，活血止痛；延胡索活血，行气，止痛；白芍柔肝止痛，平抑肝阳；郁金活血止痛，行气解郁，清心凉血；香附可疏肝解郁，理气宽中；砂仁化湿开胃，温脾理气；白豆蔻化湿消痞，行气温中，开胃消食；山药健脾益胃；生薏苡仁健脾祛湿。

【医案 40】于某，男，76 岁，2023 年 7 月 11 日因"间断胸闷憋气 1 年，加重伴心悸 1 天"入院。患者 1 年前无明显诱因出现胸闷憋气，活动后加重，休息后可自行缓解，未予重视。3 个月前，因"大便秘结"于外院治疗，确诊为"冠心病"，出院后规律口服"硫酸氢氯吡格雷片 75mg，每日 1 次，阿托伐他汀钙片 20mg，每晚 1 次"，平素症状间断发作，休息及服药后可自行缓解。1 天前，无明显诱因出现上述症状较前加重，伴心悸，活动后加重，为进一步治疗，就诊于我院门诊，门诊以"冠心病"收入院。症见：间断胸闷憋气，伴心悸，活动后加重，无心前区及背部疼痛，无头晕头痛，无咳嗽咳痰，无反酸胃灼热，纳寐可，小便可，大便干，3～4 天一行。舌质暗紫，苔薄，苔色白；语声正常，气息平和，脉滑。

中医诊断：胸痹心痛（心血瘀阻证）。

西医诊断：不稳定型心绞痛。

处方：决明子 30g，生石决明 30g，夏枯草 10g，野菊花 10g，川芎 10g，葛根 10g，莱菔子 10g，牛膝 10g，当归 20g，桃仁 10g，郁李仁 10g，火麻仁 10g，枳壳 10g，木香 10g，山药 20g，生薏苡仁 30g。

按语：在中医学理论中，不稳定型心绞痛多被归类为"胸痹"范畴，其病因病机复杂，常涉及心气不足、心血瘀阻、痰湿内阻、气滞血瘀等多方面因素。中医强调"辨证施治"，根据患者具体表现将不稳定型心绞痛细分为不同证型，如气虚血瘀、痰阻心脉、气滞心脉等。中医治疗不稳定型心绞痛，主要通过调整气血、活血化瘀、化痰通络等方法，改善心脏供血，缓解症状。患者在遵医嘱进行中药治疗的同时，还应重视生活方式的调整，以促进病情稳定，提高生活质量。中医治疗注重整体调和，结合现代医学的诊断和监测，可为不稳定型心绞痛患者提供更全面的治疗方案。

本案处方中决明子清肝明目，利水，通便；生石决明平肝潜阳，除热，明目；夏枯草清肝泻火，明目，散结消肿；野菊花清热解毒，泻火平肝；川芎行气开郁，活血止痛；葛根解肌退热，生津，升阳止泻；莱菔子消食除胀，降气化痰；牛膝补肝肾，强筋骨，引血下行；当归补血活血，润肠通便；桃仁活血祛瘀，润肠通便；郁李仁润燥滑肠，下气，利水；火麻仁润肠通便；枳壳理气宽中，行滞消胀；木香行气止痛，温中和胃；山药健脾益胃；生薏苡仁健脾祛湿。

【医案 41】魏某，女，67 岁，2023 年 7 月 11 日因"间断胸闷憋气 10 余年，伴头晕、周身乏力 4 年，加重 1 天"入院。患者 10 余年前活动后出现胸闷憋气，无心前区及背部疼痛，活动后加重，休息后可自行缓解，未予重视；4 年前无明显诱因出现头晕伴浑身乏力，休息后症状缓解，后患者多次出现上述症状，间断就诊于外院，具体诊疗不详；平素不规律口服"复方丹参滴丸、通脉养心丸"等药物；平素自测心率在 37～170 次 / 分，1 天前晨练时再次出现胸闷憋气，较前加重，头晕伴周身乏力，伴肛门放射痛，自测血压为 150/110mmHg，为进一步治疗就诊于我院急诊，由急诊以"冠心病"收入我科住院。症见：间断胸闷憋气，活动后加重，无心前区及背部疼痛，头晕伴周身乏力，偶有胃脘不适，无恶心呕吐，腹胀，无腹痛，时有肛门部放射疼痛，纳可，寐差，小便可，大便溏，大便后带血。舌质红润，苔暗，苔色白腻，脉弦滑。

中医诊断：胸痹（气滞心脉）。

西医诊断：不稳定型心绞痛。

处方：党参10g，白术10g，茯苓20g，桂枝10g，陈皮10g，柴胡10g，白芍20g，郁金10g，香附20g，莱菔子10g，焦三仙各30g，鸡内金15g，莲子心10g，知母10g，酸枣仁10g，柏子仁10g。

按语：不稳定型心绞痛是冠心病的一种表现形式，其发病机制复杂，涉及冠状动脉粥样硬化、血管痉挛、血小板聚集和血栓形成等多种因素。侧支循环障碍、血管狭窄或阻塞是导致心脏缺血缺氧的主要原因，进而引起心脏疼痛。在临床表现上，不稳定型心绞痛介于稳定型心绞痛与急性心肌梗死之间，症状更加频繁且难以预测，对患者的生命安全构成较大威胁。中医学将不稳定型心绞痛归类于胸痹、心痛、厥心痛等病证范畴，认为该病的发生与年老体虚、寒邪内侵、情志不畅或久病不愈等因素密切相关，最终导致心气虚衰、心血运行不畅、心脉不通，表现为胸痛、心痛等症状。中医学认为，本病病位在心，属本虚标实之证，其中本虚表现为五脏功能失调，标实则体现为寒凝、痰阻、气滞、血瘀。在治疗上，中医学强调活血化瘀，行气止痛的原则，通过辨证施治，采用中药、针灸等手段，以达到调和气血，通达心脉的目的。中医古籍对胸痹心痛的记载源远流长。《黄帝内经》中将心痛描述为心痛、厥心痛、真心痛、卒心痛等多种类型，其中"真心痛"指的是病情严重、进展迅速，可能导致死亡的心痛重证。汉代张仲景在《金匮要略》中首次正式提出"胸痹"的概念，并进行了详细的论述，指出本病病机为"阳微阴弦"，即上焦阳气不足，下焦阴寒气盛，体现了本虚标实的病机特点。在治疗上，张仲景根据不同的证候，制订了瓜蒌薤白白酒汤等方剂，以温通散寒、宣痹化湿，体现了辨证论治的精髓，至今仍被广泛应用于临床实践。不稳定型心绞痛作为冠心病的一种重要类型，其发病机制复杂，治疗难度较大。现代医学与中医学从不同的角度对不稳定型心绞痛进行了深入研究，现代医学侧重于病理生理机制的探讨，而中医学则从脏腑功能失调、气血运行不畅的角度进行辨证施治。中西医结合的治疗理念，不仅能够提供更全面的治疗方案，还能针对患者的具体情况进行个性化治疗，提高治疗效果和患者的生活质量。

本案处方用柴胡疏肝散加减。柴胡疏肝散作为一种中药方剂，具有活血止痛，疏肝理气的功效，对肝气郁滞型疾病具有较好的治疗效果。党参健脾益肺，养血生津；白术健脾益气，燥湿利水，止汗；茯苓利水渗湿，健脾，宁心安神；桂枝温通经脉，助阳化气，平冲降气；陈皮理气健脾，燥湿化痰；柴胡疏肝理气，活血止痛；白芍可柔肝止痛，平抑肝阳；郁金活血止痛，行气解郁，清心凉血；香附可疏肝解郁，理气宽中；莱菔子消食除胀，降气化痰；焦三仙消积化滞；鸡内金健脾消食；莲子心清心安神，交通心肾；知母清热泻火，滋阴润燥；酸枣仁养心补肝，宁心安神，敛汗生津；柏子仁养心安神，润肠通便，止汗。

【医案 42】曹某，女，68 岁，2023 年 7 月 18 日就诊。诉间断胸闷憋气 3 天，加重 1 天。症见：神清，精神可，间断胸闷憋气，平卧后加重，偶有背部疼痛，未诉明显心前区疼痛，偶有乏力，无头晕头痛，无恶心呕吐，无汗出，无恶寒发热，无咳嗽咳痰，无胃痛胃胀，纳差，寐差，小便可，大便时干。舌质红润，苔薄，苔色白，语声正常，气息平和，脉沉细。患者既往有肥厚型心肌病史 20 年余。

中医诊断：胸痹（气虚血瘀证）。

西医诊断：急性心力衰竭。

处方：炙甘草 10g，桂枝 10g，白术 10g，茯苓 20g，酸枣仁 20g，柏子仁 10g，远志 10g，合欢皮 10g，柴胡 10g，白芍 20g，莲子心 10g，知母 10g，首乌藤 10g，川芎 10g，山药 20g，生薏苡仁 30g。

按语：急性心力衰竭是由多种病因引起的急性临床综合征，端坐呼吸、肺部啰音等心力衰竭症状体征常在短时间内迅速发生或在原有基础疾病基础上急性加重，需立即在短时间内进行积极有效的救治。

中医学将心力衰竭归属于"水肿""喘""胸痹"等范畴，多为血运无力、脉络瘀阻所致，常以益气利水、补气通络等措施治疗。患者间断胸闷憋气故诊断为胸痹，舌质红润，苔薄，苔色白，脉沉细，辨证为气虚血瘀证。

处方选用炙甘草汤合柴胡疏肝散加减以益气滋阴，通阳复脉。炙甘草汤可以用来治疗阴血阳气虚弱，心脉失养证；白术、茯苓、生薏苡仁健脾益气，利湿；酸枣仁、柏子仁、远志养心安神；合欢皮解郁安神，活血消肿；柴胡理气，活血止痛；白芍柔肝止痛，平抑肝阳；莲子心清心安神，交通心肾；知母清热泻火，滋阴润燥；首乌藤宁心安神；川芎行气开郁，活血止痛。

【医案 43】杨某，男，69 岁，2023 年 7 月 13 日就诊。诉胸闷憋气 2 年，加重 1 天。症见：间断性胸闷憋气，活动后加重，伴心悸，无汗出，无胸前区疼痛，纳可，寐安，二便调。舌质暗红，苔薄白，脉弦滑。

中医诊断：胸痹（心阴不足，气滞心胸证）。

西医诊断：冠状动脉粥样硬化性心脏病。

处方：瓜蒌 30g，莱菔子 10g，炙甘草 10g，桂枝 10g，白术 10g，茯苓 20g，木香 10g，川芎 10g，葛根 10g，牛膝 10g，山药 10g，薏苡仁 30g，砂仁 10g，白豆蔻 10g，延胡索 10g，白扁豆 10g。

按语：胸痹这一病症的记载最早见于《黄帝内经》中的《灵枢·本脏》，书中指出，"肺大则多饮，善病胸痹、喉痹、逆气。"这一描述反映了古代医家对胸痹与肺部功能失常之间联系的初步认知。东汉时期的张仲景在《金匮要略》中首次正式提出"胸痹"这一病名，并在"胸痹心痛短气病脉证治"篇详细描述了胸痹的临床表现、脉象特征及治疗原则，推荐用瓜蒌薤白白酒汤作为治疗胸痹的主要方剂，这标志着胸痹治疗理论的初步形成。到了宋代，《太平圣惠方》对胸痹的治疗有了进一步的发展。该书不仅将心痛与胸痹并列讨论，还收录了多首方剂，这些方剂中包含了芳香、温通、辛散之品，与益气、养血、滋阴、温阳之药合用，体现了标本兼治的治疗理念，丰富了胸痹的治疗手段，标志着胸痹治疗理论与实践的进一步成熟。在现代医学中，胸痹与真心痛被广泛理解为心血管疾病，其中冠心病之心绞痛、急性心肌梗死等疾病均属于这一范畴。这些疾病表现为胸部闷痛、胸痛、呼吸困难等症状，严重时可出现心痛彻背、背痛彻心，伴有心悸、喘促、肢冷、汗出、面色苍白等，甚至危及生命。现代医学通过心电图、冠状动脉造影等检查手段，能够对胸痹的病理变化进行精准诊断，为胸痹的治疗提供了科学依据。在治疗策略上，现代医学与中医学相结合，形成了中西医结合的治疗模式。现代医学的药物治疗、介入治疗，如冠状动脉支架置入术，与中医的辨证施治、中药治疗、针灸疗法相结合，能够从多角度、多层次地治疗胸痹，缓解症状，稳定病情，改善患者预后。从古籍记载到现代医学临床实践，胸痹的理论体系与治疗方法经历了从初步认识到系统性研究的演变。《黄帝内经》《金匮要略》《太平圣惠方》等古籍为胸痹的理论与实践奠定了基础，而现代医学的发展则为胸痹的诊断与治疗提供了新的视角和工具。中西医结合的治疗理念，不仅保留了传统中医辨证施治的精髓，也融入了现代医学的科学性和精准性，为胸痹患者提供了更加全面和有效的治疗方案。

本案患者胸闷憋气、心慌，活动后加重明显，西医诊断为冠心病。冠心病是指冠状动脉粥样硬化使管腔狭窄或阻塞，导致心肌缺血缺氧而引起的心脏病，它和冠状动脉功能性改变即冠状动脉痉挛一起，统称为冠心病，亦称缺血性心脏病。此患者久病，正虚为本，由于脾肾亏虚，化生乏源，心气虚弱，阴液亏耗，无以濡养心脉，导致心阴不足，心脉失养，兼有气滞心胸，发为胸痹。舌质暗红，脉弦滑，证属心阴不足，气滞心胸证。针对胸闷憋气、心慌的情况，重用瓜蒌以宽胸散结，川芎、牛膝行气活血止痛，豆蔻、砂仁行气宽中，桂枝温通经脉；在行气的同时注重补气，用白术、山药、薏苡仁等健脾益气。在缓解诸症的同时，应用疏肝健脾法加入生薏苡仁、茯苓、白术健脾利湿，加入葛根和延胡索以通经活络，达到缓解胸痹症状的目的。

【医案44】李某，男，67岁，2023年7月16日就诊。诉胸闷憋气13年，加重1周。症见：间断性胸闷憋气，双下肢无力明显，胃内烧灼感、反酸，纳少，寐差，小便可，大便不畅。既往冠状动脉支架置入术史、急性心肌梗死病史，行相应手术病史。舌质暗紫，苔白厚，脉弦细。

中医诊断：胸痹（气阴两虚证）。

西医诊断：不稳定型心绞痛。

处方：太子参20g，黄芪20g，白术10g，茯苓20g，山药20g，薏苡仁30g，莱菔子10g，木香10g，牛膝10g，柴胡10g，白芍20g，郁金

10g，香附 20g，白扁豆 20g，当归 20g，桃仁 10g。

按语： 胸痹之名，最早见于《黄帝内经》中的《灵枢·本脏》，书中描述了肺大导致的胸痹症状，如"多饮"和"善病胸痹、喉痹、逆气"。这一描述反映了早期医学对胸痹与肺部功能失调之间联系的认识。到了东汉时期，张仲景在《金匮要略》中正式提出"胸痹"的病名，并对其症状、脉象及治疗进行了详细的论述，开创了胸痹治疗的先河。《金匮要略·胸痹心痛短气病脉证治》详细记载了胸痹的症状特征，如"喘息咳唾，胸背痛，短气"，还指出脉象特点为"寸口脉沉而迟，关上小紧数"，还推荐了瓜蒌薤白白酒汤作为治疗胸痹的主要方剂，体现了温通散寒，宣痹化湿的治疗原则。宋代的《太平圣惠方》进一步丰富了胸痹的治疗体系，该书不仅将心痛与胸痹并列讨论，还收录了多种治疗胸痹的方剂，这些方剂中常包含芳香、温通、辛散之品，与益气、养血、滋阴、温阳之药相合，体现了标本兼治的治疗思想，标志着胸痹治疗在宋代已形成了较为系统的治疗方法。在现代医学中，胸痹的概念与冠心病的心绞痛、急性心肌梗死等心血管疾病密切相关。这些疾病表现为胸闷、胸痛、呼吸困难等症状，与中医学中胸痹的描述相吻合。现代医学通过心电图、冠状动脉造影等检查手段，能够更精确地诊断胸痹的病理变化，而西医的药物治疗、介入治疗等方法与中医的辨证施治相结合，形成了中西医结合的治疗模式，为胸痹患者提供了更加全面和有效的治疗方案。从古代到现代，胸痹的诊断与治疗经历了从理论探索到实践验证的漫长过程。《黄帝内经》《金匮要略》《太平圣惠方》等古代医学典籍为胸痹的理论体系奠定了基础，而现代医学的发展则为胸痹的精准诊断和治疗提供了新的工具和方法。中西医结合的治疗理念，不仅保留了中医辨证施治的精髓，也融入了西医的精准医疗，为胸痹患者提供了更为个性化、全面的治疗方案。

本案患者有冠状动脉支架置入术史、急性心肌梗死病史，西医诊断为冠心病。冠心病是指冠状动脉粥样硬化使管腔狭窄或阻塞，导致心肌缺血缺氧而引起的心脏病，它和冠状动脉功能性改变即冠状动脉痉挛一起，统称为冠心病，亦称缺血性心脏病。

患者双下肢无力伴大便不畅，考虑因其多次行冠状动脉造影术、冠状动脉支架置入术等耗伤气血，气虚血无力运行，痹阻心脉，导致患者胸闷憋气、阵发性心前区疼痛，证属气阴两虚。处方以归脾汤为基础益气补血，在"健脾益气"方面加用山药、薏苡仁，在"补血活血"方面加用牛膝，并使用白芍、郁金、香附等疏肝理气，柔肝止痛，缓解患者心胸部不适感，另考虑患者胃部灼热感，加用莱菔子、白扁豆减轻胃部烧灼感、反酸等症状。

【医案 45】 陈某，男，81 岁，2023 年 9 月 23 日就诊。诉间断胸闷憋气 4 年余，加重伴汗出乏力 3 个月，症见：间断胸闷，汗出，双下肢乏力，活动后加重，无明显心前区及后背部疼痛，无咳嗽咳痰，无恶心呕吐，纳可，寐差，小便频，大便可。舌淡暗，苔薄白，右脉弦，左脉弱。

中医诊断：胸痹。

西医诊断：冠状动脉粥样硬化性心脏病。

处方：桂枝 10g，白芍 20g，金银花 10g，连翘 10g，杏仁 10g，桔梗 10g，川贝母 10g，莱菔子 10g，白薇 10g，地骨皮 10g，白术 10g，茯苓 20g，山药 20g，银柴胡 10g，胡黄连 10g，白扁豆 20g。3 剂，水煎服，日两服。

按语： 胸痹始于《黄帝内经》，张仲景确立了其病名和扩展其症候，并提出阳微阴弦的重要病机，随后历朝历代都对其有所改善，明清时期，其内涵和病机发展达到顶峰。古代胸痹病变范围涵盖了心、肺、前胸、背部、食管、脾胃、胸膈及胸部肌肉皮肤等病变，可见部分疾病应属于体表皮肤或肌层病变，而非脏腑之病，现代中医的胸痹多指冠心病等心系疾病。

随着社会老龄化加剧，患有老年高血压的患者人数急剧上升，冠心病作为老年高血压常见的并发症之一，其发生率也在不断增加。冠心病患者一般会出现胸闷、呼吸困难、胸痛等症状，严重时甚至引发猝死。冠心病并不是单一因素控制的疾病，而是多种因素协同作用的结果。年龄、吸烟、饮酒、糖尿病、血脂异常、高血压等均为发生冠心病的危险因素。

处方中桂枝温阳益气；白芍苦酸，可滋养肝肾；金银花、连翘清热解毒；杏仁、桔梗宣降肺气；川贝母清热化痰止咳；莱菔子行气降气；白薇、地骨皮清虚热；白术、茯苓、山药利水渗湿，健脾和中；银柴胡、胡黄连清虚热。诸药合用，共奏滋阴清热，息风止眩之功。

【医案46】刘某，女，81岁，2023年9月23日就诊。诉间断胸闷喘憋40年余，加重1个月，症见：胸闷喘憋，活动后加重，伴有胸痛，阵发心慌不适，周身乏力，下肢活动不利，咳嗽咳痰，偶有头晕、头痛，耳鸣，纳寐差，小便少，大便难解，需药物辅助排便。舌暗紫，苔白腻，脉弦滑。

中医诊断：胸痹（痰浊证）。

西医诊断：心力衰竭。

处方：瓜蒌30g，砂仁15g，白豆蔻15g，薤白10g，当归20g，桃仁10g，川芎10g，赤芍20g，火麻仁10g，郁李仁10g，枳壳10g，厚朴10g，酸枣仁10g，焦三仙各30g，鸡内金10g，延胡索10g。7剂，水煎服，日两服。

按语：中医学认为胸痹心痛的基本病机为本虚标实，虚证多为心气亏虚、胸阳不振，实证多为血瘀、痰湿、气滞、寒凝等，《金匮要略》提出胸痹心痛病名由来。中医药防治胸痹心痛的理论、治法、方药在不断丰富。《素问·阴阳应象大论》曰，"年四十，而阴气自半也。"《黄帝内经》有"心痹者，脉不通""脉者，血之府也……涩则心痛"等论述。宋代以后，活血化瘀被广泛用于治疗胸痹心痛。《素问·举痛论》曰："经脉流行不止，环周不休，寒气入经而稽迟，泣而不行，客于脉外则血少，客于脉中则气不通，故卒然而痛。"

慢性心力衰竭是由心肌梗死、心肌疾病、血流动力学负荷过重、感染性炎症等原因引起的心脏结构或功能的异常改变，导致心室收缩和（或）充盈功能降低的一种以心悸、气喘和肢体水肿为主要症状的临床综合征。心力衰竭在中医学属"胸痹""水肿（心水）""喘证""痰饮（支饮）"等范畴。"心水"最早记载于东汉张仲景的《金匮要略·水气病脉证并治》。中医药治疗慢性心力衰竭坚持整体观和辨证论治的特色，辅以理化检测支持的微观辨证，在改善慢性心力衰竭患者临床症状、生活质量、心功能，降低再住院率和病死率等方面具有优势。

痰浊证是胸痹心痛的常见证型，临床常以瓜蒌薤白半夏汤加减治疗，方中瓜蒌、薤白温经通阳散结，治胸中痰浊凝结、气机郁滞、胸阳不展。若胸闷明显，大便溏稀者，加重薤白用量，或合薏苡仁、山楂健脾化湿祛浊。当归、桃仁补血活血祛瘀，川芎、赤芍化瘀止痛，火麻仁、郁李仁润肠通便，枳壳、厚朴、酸枣仁、焦三仙、鸡内金健脾和胃消食。诸药合用，共奏温通经脉，化痰散结之功。

【医案 47】张某，男，87 岁，2023 年 9 月 26 日就诊。诉间断左侧肩背部疼痛 1 周，症见：间断左侧肩背部疼痛，性质难以描述，伴左侧肩背部劳累感，久坐后加重，每次持续约数分钟，无心前区疼痛，无明显胸闷憋气，无大汗出，无咳嗽咳痰，无反酸胃灼热，纳寐可，二便调。舌暗紫，苔薄白，脉弦滑。

中医诊断：胸痹。

西医诊断：冠状动脉粥样硬化性心脏病。

处方：瓜蒌 30g，薤白 10g，白术 10g，茯苓 20g，延胡索 10g，川芎 10g，柴胡 10g，白芍 20g，郁金 10g，香附 20g，山药 20g，薏苡仁 30g，砂仁 15g，白豆蔻 15g，木香 10g，莱菔子 10g。7 剂，水煎服，日两服。

按语：冠心病属中医学"胸痹""心痛"范畴，多因人体内正气亏虚，或气滞、血瘀、寒凝、痰湿阻滞，导致心脉痹滞不通，在膻中或左胸部呈现发作性、反复性的憋闷、疼痛不适。虽然胸痹主要病位在心，但根源却在肾、脾，又与肝、肺密切相关。《证治汇补·腹胁门》言，"气郁痰火，忧恚则发，心膈大痛，次走胸背。"气郁最易化火，火盛易伤营阴，心络耗损，与各有形实邪相互转化，共同作用就会频发病症，久不能愈。

冠心病是临床常见病、多发病，属于一种特殊类型的心脏病，主要由冠状动脉管腔狭窄或闭塞导致，引发患者胸痛、胸闷，多见于中老年人，男性临床发病率高于女性。冠状动脉壁上斑块造成管腔狭窄、闭塞，影响血液正常通过与流通，使得心肌缺血，引发心绞痛相关症状，严重时会威胁患者生命，导致心力衰竭而死亡。

舌暗紫，苔薄白，脉弦滑，为典型的痰瘀互结之象，瓜蒌薤白半夏汤中瓜蒌清热涤痰，宽胸散结；薤白辛温通阳，宽胸理气；半夏燥湿化痰。加白术、茯苓健脾利湿；延胡索、川芎活血行气止痛；柴胡、白芍疏肝养肝；郁金、香附行气止痛；山药、薏苡仁健脾和胃；砂仁、豆蔻化湿开胃，温中行气；木香、莱菔子行气降气。诸药配伍，共同发挥化痰清浊，祛瘀止痛之功。

【医案 48】 刘某，男，87 岁，2023 年 9 月 26 日就诊。诉胸痹好转，无明显心悸不适，无胸闷，胸背痛，无肩臂放射痛，无乏力，无咳嗽咳痰，纳可，寐欠安，多梦。大便调，小便可。舌质暗，苔薄白，脉沉。

中医诊断：胸痹（气虚血瘀证）。

处方：炒苦杏仁 10g，桔梗 10g，白芍 20g，北柴胡 10g，合欢皮 10g，制远志 10g，柏子仁 10g，炒酸枣仁 10g，豆蔻 10g，净砂仁 10g，薏苡仁 30g，山药 20g，茯苓 20g，白术 10g，桂枝 10g，黄芪 20g。共 5 剂，水煎服，日两服。

按语： 气虚血瘀证是中医学的一个证型，一般指由于气虚无力推动血液运行，导致瘀血内停。气虚血瘀指气虚证和血瘀证同时存在所表现的证候，可能与久病失调、情志内伤等因素有关。患者可能会出现胸闷的症状，还可能伴有心前区憋闷感。气虚血瘀胸痹一般有胸闷、胸痛、气短、乏力、头晕目眩、唇舌紫暗、脉沉涩等症状。气虚血瘀胸痹的治疗原则是益气活血，常用的方剂有补阳还五汤、血府逐瘀汤、补中益气汤等。气虚血瘀胸痹的患者在日常生活中要注意休息，避免过度劳累，饮食上可以多吃一些补益气血的食物，如山药、大枣、桂圆等。

患者心气虚衰而影响血液运行，血液瘀滞而出现时轻时重的心脏疼痛，且劳累时容易发作，伴有乏力、气短、心悸等，治疗时以益气、活血、止痛等为主。

患者症状有所好转，因此在治疗时不需要用大量活血化瘀药物，恐伤患者正气，故用黄芪补气，白术、茯苓、山药、薏苡仁培补中土，助脾胃运化；同时，配伍柏子仁、酸枣仁、远志、合欢皮以助患者安眠。余邪未尽，故不可滥用补药；正气未复，故不可妄用攻伐。看似和缓之药物亦可有奇效。

【医案 49】刘某，男，60 岁，2023 年 9 月 28 日就诊。诉行右肺恶性肿瘤切除术后，胸背部疼痛不适 1 周余，伴胸闷憋气，周身无力，活动后加重，纳可，寐安，二便可，舌质紫暗，苔薄白，脉沉细。

中医诊断：胸痹（气虚血瘀证）。

处方：柴胡 10g，醋延胡索 10g，茯苓 20g，白术 10g，炒鸡内金 10g，焦神曲 10g，焦麦芽 10g，焦山楂 10g，木香 10g，大腹皮 10g，炒莱菔子 10g，葛根 10g，牛膝 10g，川芎 10g，野菊花 10g，夏枯草 10g，煅石决明 10g，炒决明子 10g。7 剂，水煎服，日两服。

按语：气虚血瘀证是中医病证名，通常是指机体脏腑功能衰退，元气不足，从而无力推动血液运行，导致血流不畅。即因气虚无力行血而致血行瘀滞的病理变化，一般与久病体虚、劳累过度、年老体衰有关。临床表现为胁肋胀闷、情志抑郁、乳房胀痛、痛经、闭经。部分患者有全身没有力气、四肢疼痛、头痛等症状，此病证常见于胸痹、中风、积聚、痹证等疾病中。一般通过药物调理、针灸调理，是可以治愈的。

气和血是构成和维持人体生命活动的物质基础。气为血之母，血为气之帅。气对人体有着温煦、固摄等作用。所谓"得温则行，得寒则凝"，当人体气虚时，气的温煦作用减弱，血和津液的运行就会缓慢，甚而停滞，从而出现血瘀的现象。

《素问·痹论》中"心痹者，脉不通""……在于脉则血凝而不流"，均说明了血流不畅而致血瘀会导致心痛，血瘀为形成此病的重要因素。

本案患者年仅 60 岁，正气尚足，即使有气虚血瘀之候，也不宜过用补益之药，仅用焦三仙、鸡内金、白术等药物健运脾胃，以助运化，脾胃自可产生精微，以助正气，配伍柴胡、木香、大腹皮行气利水，气行则血行，而无血瘀之虞。

【医案 50】陈某，女，68 岁，2023 年 9 月 27 日就诊。诉间断心悸不适，心中烦躁不安，自觉咽部有痰感，纳寐可，二便可。舌质暗，苔薄白，脉沉无力。

中医诊断：胸痹心痛（气虚血瘀证）。

处方：木香 10g，桂枝 10g，合欢皮 10g，制远志 10g，柏子仁 10g，炒酸枣仁 10g，醋香附 10g，郁金 10g，白芍 10g，北柴胡 10g，茯苓 10g，白术 10g，川芎 10g，醋延胡索 10g，炒莱菔子 10g，瓜蒌皮 15g，蜜瓜蒌子 15g。7 剂，水煎服，日两服。

按语：张仲景在《金匮要略·胸痹心痛短气病脉证治》中提到，"夫脉当取太过不及，阳微阴弦……责其极虚也。"首次提出胸痹的基本病机为"阳微阴弦"，胸中阳气不足，下焦阴盛而致，心气虚血瘀亦属"阳微阴弦"之范畴。因虚而致各种邪气入侵，上犯于胸导致胸痹；《景岳全书·杂证谟》的"然必以积劳积损……乃有此病"则点明过度劳累导致心气耗伤容易引发胸痹。

国医大师段富津认为，冠心病的气虚原因有以下三个方面，一则年老体虚，心气生理上不足；二则劳累过度，损伤心脾；三则饮食不节，损伤中气。气虚则运血无力，血不行则为瘀，瘀阻心脉，治疗应以补气活血为要。

在疾病的发生发展过程中，气虚与血瘀两种因素往往相互影响，有因虚致瘀者，亦有血瘀日久致虚者，二者相互影响，使疾病更加难愈。冠心病气虚血瘀证分为气虚证和血瘀证两个证候要素，气虚证表现为胸闷或痛劳诱发，神疲，乏力，气短，自汗，脉弱，舌淡胖或有齿痕，心悸。

处方以川芎、醋延胡索配伍木香、香附、郁金，活血行气，祛风止痛的同时还能开郁，散结，止痛，搭配桂枝、白芍使得营卫和调，阴阳自治；同时，以瓜蒌皮配伍瓜蒌子，宽胸散结，降气化痰，使得气虚所生之痰不得停留，又以柏子仁和炒酸枣仁养心血，安心神。诸药合用，行气活血，补虚安神，可得痊愈。

【医案 51】庞某，女，76 岁，2023 年 9 月 28 日就诊。诉阵发性心前区疼痛伴呼吸困难，夜间加重明显，舌下含服"硝酸甘油"后缓解不明显，胸闷，胸背痛，无肩臂放射痛，无乏力，无咳嗽咳痰，纳可，寐安，无腹胀腹痛，大便调，小便可。舌暗，苔白，脉沉。

中医诊断：胸痹心痛（气滞血瘀证）。

西医诊断：冠状动脉粥样硬化性心脏病。

处方：桃仁10g，当归10g，豆蔻20g，净砂仁10g，薏苡仁10g，山药30g，茯苓20g，白术20g，炒莱菔子10g，醋香附10g，郁金20g，白芍10g，北柴胡20g，川芎10g，醋延胡索10g，蜜瓜蒌子15g，瓜蒌皮15g。7剂，水煎服，日两服。

按语： 胸痹，作为中医临床常见的心系疾病，主要以胸部闷痛，甚则胸痛彻背，喘息不得卧为特征，症状轻重不一，从胸闷如窒、呼吸欠畅到剧烈胸痛，严重者可发展为真心痛，即胸痹的严重阶段，其症状包括剧烈而持久的胸骨后疼痛，伴有心悸、水肿、肢冷、喘促、汗出、面色苍白等，甚至危及生命。中医学认为，胸痹的发病机制涉及寒凝、气滞、血瘀、痰阻等因素，治疗上需辨证施治，采用温通散寒、行气活血、化痰利湿等方法。真心痛的治疗则更为紧急，需迅速缓解症状，保护心肌，防止病情恶化。在现代医学领域，胸痹和真心痛的症状与冠心病的心绞痛、心肌梗死高度相关。冠心病是由于冠状动脉供血不足，心肌缺氧所导致的心血管疾病，其症状包括胸闷、心绞痛样胸痛，心电图显示心肌缺血样改变。而心肌梗死则是在冠状动脉完全或部分阻塞时，心肌长时间缺血缺氧，导致心肌细胞死亡的急性事件，心电图和心肌酶水平有特征性的动态变化。在临床实践中，胸痹、真心痛与冠心病的心绞痛、心肌梗死的鉴别诊断尤为重要。冠状动脉造影是诊断冠心病的金标准，可直接观察冠状动脉的粥样硬化和管腔阻塞情况。此外，心电图和心肌酶水平的动态监测也是判断心肌梗死的关键依据。值得注意的是，肺栓塞与冠心病有时可合并存在，增加了诊断和治疗的复杂性。在治疗策略上，中西医结合的方法被广泛采用，西医的药物治疗、介入治疗与中医的辨证施治相结合，旨在缓解症状、稳定病情、改善患者预后。总之，胸痹与真心痛的诊断和治疗需要结合中西医的知识，综合考虑患者的临床表现、实验室检查和影像学特征，制订个性化的治疗方案，以达到最佳的临床效果。

《诸病源候论·久心痛候》载："心为诸脏主，其正经不可伤，伤之而痛者，则朝发夕死，夕发朝死，不暇展治。其久心痛者，是心之支别络，为风邪冷热所乘痛也，故成疹不死，发作有时，经久不瘥也。"

处方予补气活血、平肝降逆之剂。方中瓜蒌涤痰开结，开通胸痹，乃治疗胸痹之要药，辅以柴胡疏肝解郁，白芍柔肝止痛；郁金、延胡索活血止痛，其中醋延胡索"能行血中气滞，气中血滞，专治一身上下诸痛"；香附、砂仁、莱菔子、豆蔻助两者行气，为佐药；患者胸闷心痛明显，为气滞血瘀之象，遂用川芎、当归、桃仁活血化瘀，理气止痛，白术、茯苓、山药、薏苡仁健脾理气，共为佐药。诸药合用，为治疗胸痹心痛之良药。

【医案 52】 洪某，男，56 岁，2023 年 8 月 9 日就诊。诉活动后胸闷气短，无胸背痛，无肩臂放射痛，无乏力，无咳嗽咳痰，纳可，寐安，无腹胀腹痛，大便调，小便可。舌暗，苔白，脉沉。

中医诊断：胸痹心痛（气阴两虚证）。

西医诊断：冠状动脉粥样硬化性心脏病、高血压。

处方：首乌藤 20g，桂枝 10g，白芍 20g，北柴胡 10g，合欢皮 10g，制远志 10g，柏子仁 10g，炒酸枣仁 20g，豆蔻 10g，净砂仁 10g，木香 10g，茯苓 20g，白术 10g，醋延胡索 10g，炒莱菔子 10g，瓜蒌皮 15g，蜜瓜蒌子 15g。7 剂，水煎服，日两服。

按语： 东汉名医张仲景在《金匮要略》中正式提出了"胸痹"的概念，这是对胸痹疾病最早的系统性描述和治疗原则的记载。《金匮要略·胸痹心痛短气病脉证治》详细阐述了胸痹的临床表现、病因病机和治疗方法。张仲景指出，胸痹的主要症状包括喘息咳唾、胸背疼痛、短气等，脉象表现为寸口脉沉而迟，关上小紧数。这些症状和脉象反映了上焦阳气不足、下焦阴寒气盛的病理状态，即"阳微阴弦"。胸痹被视为本虚标实的病证，其中"本虚"指心脾肝肾的亏虚，"标实"则涉及寒凝、气滞、血瘀、痰阻等病理产物的阻滞。张仲景根据胸痹的病因病机，提出了以温通散寒、宣痹化湿为主要治疗原则，针对不同证候制订了瓜蒌薤白白酒汤等 9 张方剂。这些方剂的使用体现了中医辨证施治的思想，即根据患者具体的病情和体质，选择最适合的治疗方法。例如，瓜蒌薤白白酒汤主要用于治疗由寒凝、痰阻引起的心胸痹痛，方中瓜蒌仁能清热化痰，薤白能通阳散结，白酒能温通血脉，共同作用以温散寒邪，化痰通络。在现代，胸痹的治疗不仅继承了张仲景的理论和方剂，还结合了现代医学的进展，形成了中西医结合的治疗模式。现代医学对冠心病、心绞痛等心血管疾病的深入研究，为胸痹的治疗提供了新的视角。例如，现代医学强调的降脂、抗血小板、控制血压等治疗原则，可以与中医的温通散寒、活血化瘀、健脾利湿等方法相结合，形成更加全面、有效的治疗方案。

根据本证的临床特点，主要与现代医学冠心病密切相关。冠心病是冠状动脉血管发生动脉粥样硬化病变而引起血管腔狭窄或阻塞，造成心肌缺血、缺氧或坏死而导致的心脏病，致病原因还包括炎症、栓塞等导致管腔狭窄或闭塞。可见，中西医均认为本病存在"不通"的情况。

【医案 53】陈某，男，81 岁，2023 年 8 月 4 日就诊。诉间断胸闷憋气 2 个月余，加重 10 天。症见：间断胸闷憋气，伴有乏力，进食后较重，无明显前胸及后背疼痛，无喘促，无心悸、无汗出，无头晕头痛，无发热，时有咳嗽咳痰，咯吐白色黏痰，时有胃脘部胀痛，无恶心、呕吐，间断腰腿部疼痛不适，纳差，寐差（需服用助眠药物），小便可，大便调。近 3 个月体重下降约 5kg。神态正常，面色苍白，形体消瘦。舌质红润，苔腻，苔色黄。语声正常，气息平和，脉象弦滑。

中医诊断：胸痹（气滞痰凝证）。

西医诊断：不稳定型心绞痛。

处方：瓜蒌子 15g，瓜蒌皮 15g，莱菔子 10g，木香 10g，焦山楂 10g，焦麦芽 10g，焦神曲 10g，鸡内金 15g，当归 20g，桃仁 10g，砂仁 15g，白豆蔻 15g，山药 20g，生薏苡仁 30g，白术 10g，茯苓 20g，柴胡 10g，郁金 10g，香附 20g。水煎服，日两服。

按语：冠心病不稳定型心绞痛是一种严重的心血管疾病，其特征性表现为剧烈心前区疼痛，患者常伴有濒死感，若未得到及时有效的治疗，病情可迅速恶化，甚至导致猝死。这一疾病的病理机制复杂，其中炎症因子的参与尤为关键。炎症因子不仅参与动脉粥样硬化的发生发展，促进斑块的形成，还会加剧斑块的不稳定性，增加其破裂的风险。不稳定型心绞痛的直接原因是冠状动脉粥样硬化斑块的破裂。当斑块破裂时，血小板在破裂处聚集，形成血栓，进一步堵塞冠状动脉，导致心肌缺血缺氧。这种缺血状态不仅引发剧烈疼痛，还会加剧心肌损伤，病情呈进行性加重，增加了心源性死亡和急性心肌梗死的风险。西医治疗不稳定型心绞痛主要聚焦于控制症状、稳定斑块、预防血栓形成和改善心肌供血。常用的治疗药物包括，他汀类药物：通过降低血脂，减少动脉粥样硬化的进展，稳定斑块；硝酸酯类药物：扩张血管，增加心肌血流，缓解心绞痛；阿司匹林及其他抗血小板药物：防止血小板聚集，减少血栓形成的风险。此外，对于部分患者，可能需要行冠状动脉介入治疗或冠状动脉旁路移植术，以恢复冠状动脉的血流。尽管现代医学在不稳定型心绞痛的治疗上取得了显著进展，但仍存在患者病情差异大、治疗效果不稳定等问题。部分患者在标准治疗下仍经历反复的心绞痛发作，表明当前的治疗方案仍有局限性。未来，深入研究炎症因子在冠心病发展中的作用机制，探索新的治疗靶点和策略，如针对炎症因子的治疗、个性化药物治疗及基于患者遗传信息的精准医疗，是提高治疗效果、减少并发症的关键。同时，结合中医学理论，如辨证施治、调整体质，可能为不稳定型心绞痛的治疗提供新的思路和方法，实现中西医结合，为患者提供更全面、更个性化的治疗方案，以期提高生活质量，延长患者生存期。

中医学认为心绞痛属于"胸痹"范畴，胸痹是指以胸部闷痛，甚则胸痛彻背，喘息不得卧为主要表现的一种疾病。其病机有虚实两方面，实为寒凝、气滞、血瘀、痰阻等病理产物阻滞心脉运行导致气机不畅，虚为心脾肝肾亏虚，心脉失养。根据本证的临床特点，主要与现代医学冠心病密切相关。冠心病是冠状动脉血管发生动脉粥样硬化病变而引起血管腔狭窄或阻塞，造成心肌缺血、缺氧或坏死而导致的心脏病，致病原因还包括炎症、栓塞等导致管腔狭窄或闭塞。可见，中西医均认为本病存在"不通"的情况。

【医案54】刘某，女，86岁，2023年8月7日就诊。诉间断胸闷憋气50余年，加重1周。症见：胸闷憋气，无胸痛，喘促，头晕，无头痛，乏力，咳嗽，咳痰，无恶心反酸，纳可，寐可，二便调。舌质暗紫，苔薄，苔色白，脉弦。

中医诊断：胸痹（气滞心胸证）。

西医诊断：慢性心功能不全急性加重。

处方：党参10g，炙甘草10g，桂枝10g，白术10g，茯苓20g，延胡索10g，莱菔子10g，白芥子10g，紫苏叶10g，百部20g，紫菀20g，柴胡10g，白芍20g，郁金10g，香附20g，木香10g。

按语：胸痹，作为中医临床常见的心系疾病，以胸部闷痛，甚至胸痛彻背，喘息不得卧为主要表现，其病机复杂，涉及虚实两方面的病理机制。寒邪侵袭，凝滞心脉，使气血运行不畅，引发胸痹；情志不畅，肝气郁结，导致气机不畅，影响心脉气血运行，引起胸痛；瘀血阻滞心脉，阻碍气血流通，导致胸痹；饮食不节，脾失健运，水湿内生，聚湿生痰，痰浊阻滞心脉，引发胸痹；心主血脉，脾主运化，心脾两虚则气血生化不足，心脉失养；肝藏血，肾藏精，肝肾阴虚则阴血不足，心脉失养；心气虚损，心脉推动无力，气血运行受阻，引发胸痹。针对胸痹的虚实病机，中医治疗强调辨证施治，需根据具体病机，采取针对性治疗措施，结合患者体质、生活习惯等因素，制订个性化治疗方案。中医治疗胸痹强调调和气血、平衡阴阳，通过中药、针灸、推拿等多种手段，达到标本兼治的目的，改善患者症状，提高生活质量。在临床实践中，中西医结合治疗胸痹，可以更全面地评估病情，制订更合理的治疗方案，提高治疗效果，减少并发症，为患者提供更优质的医疗服务。

慢性心功能不全（CCI）是由多种原因引起心肌损伤、心室功能下降的疾病，表现为呼吸困难、乏力和液体潴留。随着社会老龄化，CCI发病率逐渐增加。西医治疗不仅可改善症状，还可延缓疾病进展。中医治疗CCI急性加重期发挥协同增效的作用。本研究将利水消肿汤剂、穴位贴敷联合西医常规治疗用于CCI急性加重期，分析其疗效，为临床治疗提供参考。

处方中党参健脾益肺，养血生津；炙甘草补脾和胃，益气复脉；桂枝辛行温通，温心阳，通血脉；白术健脾利湿；茯苓味甘而淡，甘则能补，淡则能渗，健脾的同时可以利尿，宁心安神；延胡索行气活血散瘀止痛，莱菔子能缓解胃部不适的症状；白芥子温肺豁痰利气，散结通络止痛；紫苏叶解表散寒，行气和胃；百部润肺下气止咳；紫菀润肺下气，消痰止咳；白芍养血调经，敛阴止汗，柔肝止痛，平抑肝阳；香附、柴胡、郁金、木香的共同点是都归于肝经，且都有疏肝解郁行气的作用，可行气活血，散瘀止痛。

【医案 55】 庞某，女，71 岁，2023 年 8 月 5 日就诊。诉间断胸痛伴咽部反射痛 1 年，加重 1 周。症见：间断胸痛，伴咽部放射痛，活动后加重，每次持续约 5 分钟，休息后可缓解，偶伴头晕，纳可，寐安，大便偏干，小便调。裂纹舌，舌质红润，苔燥，苔色白，脉弦。

中医诊断：胸痹（气滞心胸证）。

西医诊断：不稳定型心绞痛。

处方：瓜蒌 30g，薤白 10g，延胡索 10g，砂仁 15g，白豆蔻 15g，莱菔子 10g，木香 10g，白术 10g，茯苓 20g，当归 20g，桃仁 10g，火麻仁 10g，郁李仁 10g，川芎 10g，柴胡 10g，白芍 20g。

按语： 胸痹，一种以胸部闷痛，甚则胸痛彻背，喘息不得卧为特征的疾病，其病理机制涉及虚实两方面。实证表现为寒凝、气滞、血瘀、痰阻等病理产物阻滞心脉运行，导致气机不畅；虚证则由心脾肝肾亏虚引起心脉失养。这一中医病机理论，为理解心血管疾病的本质提供了独特的视角。冠心病不稳定型心绞痛，作为心血管疾病中较为严重且急迫的类型，其临床表现以剧烈心前区疼痛、濒死感为特点，若治疗不及时，可迅速恶化甚至猝死。现代医学治疗策略包括使用他汀类药物降脂、硝酸酯类药物缓解心绞痛、阿司匹林抗血小板聚集等，旨在控制病情，防止血栓形成，减轻心肌缺血。然而，在标准治疗下，仍有一部分患者经历反复心绞痛发作，表明当前治疗方案存在局限性。现代医学研究揭示，炎症因子在冠状动脉粥样硬化过程中起着关键作用，它们不仅参与斑块形成，还能加剧斑块的不稳定性，导致斑块破裂，血小板聚集形成血栓，堵塞冠状动脉，引发不稳定型心绞痛，进而可能演变为急性心肌梗死。这一过程使得患者面临心源性死亡和心肌梗死的高风险，病情呈进行性加重。对于冠心病不稳定型心绞痛，目前临床治疗原则包括对症治疗、溶栓、抗凝等，旨在缓解症状，稳定斑块，预防血栓形成。然而，患者病情的多样性与复杂性，导致治疗效果不稳定，部分患者对现有治疗方案反应不佳，反复发作的心绞痛严重影响生活质量与预后。面对冠心病不稳定型心绞痛治疗的挑战，结合中西医理论与实践，探索更加个体化、综合化的治疗策略成为未来研究的重点。例如，将中医的辨证施治理念，如调和气血、疏肝解郁、健脾利湿等方法，与现代医学的抗炎、抗血小板、调脂等治疗策略相结合，能为患者提供更加全面、有效的治疗方案。同时，深入研究炎症因子在冠心病发展中的作用机制，以及如何通过治疗干预炎症因子，对于开发新的治疗靶点和策略具有重要意义，有望进一步提高冠心病不稳定型心绞痛的治疗效果，降低患者的心血管事件风险，改善长期预后。

处方中瓜蒌宽胸化结，散热涤痰；薤白顺气散结，通阳导滞；延胡索活血，行气，止痛；砂仁化湿开胃，温脾理气；白豆蔻化湿消痞，行气温中，开胃消食；莱菔子消食除胀，降气化痰；木香行气止痛，温中和胃；白术健脾益气，燥湿利水，止汗；茯苓安神养心；当归补血，活血；桃仁活血祛瘀，润肠通便；火麻仁润肠通便；郁李仁润燥滑肠，下气，利水；川芎行气开郁，活血止痛；柴胡疏肝理气，活血止痛；白芍柔肝止痛，平抑肝阳。

【医案56】杨某，女，60岁，2023年8月7日就诊。诉间断胸闷心慌16年，加重1周。症见：胸闷、心慌，无胸痛，头部麻木感，无头晕头痛，无发热，偶有咳嗽、咳痰，偶有反酸，无恶心呕吐，纳可，寐差，二便调。舌质暗紫，苔润，苔色白，脉象弦。

中医诊断：胸痹（气滞心胸证）。

西医诊断：不稳定型心绞痛。

处方：酸枣仁10g，柏子仁10g，远志10g，合欢皮10g，柴胡10g，白芍20g，桂枝10g，首乌藤20g，白术10g，茯苓20g，山药20g，生薏苡仁30g，砂仁15g，白豆蔻15g，木香10g，白扁豆20g。

按语：胸痹，一种以胸部闷痛，甚则胸痛彻背，喘息不得卧为主要表现的疾病，其病机复杂，涉及实证与虚证两个方面。实证多由寒凝、气滞、血瘀、痰阻等病理产物阻滞心脉运行，导致气机不畅；虚证则源于心脾肝肾亏虚，心脉失养。这一中医理论为理解心血管疾病的病理生理提供了独特的视角。冠心病不稳定型心绞痛，作为冠心病中较为严重的类型，其临床表现为剧烈心前区疼痛、濒死感，病情发展迅速，若不及时治疗，可导致猝死。现代医学治疗策略包括使用他汀类药物降脂、硝酸酯类药物缓解心绞痛、阿司匹林抗血小板聚集等，旨在控制病情，预防并发症。然而，在这些标准治疗下，仍有不少患者经历心绞痛的反复发作。现代医学研究表明，炎症因子在动脉粥样硬化过程中扮演关键角色，它们促进斑块形成，加剧斑块的不稳定性，从而触发不稳定型心绞痛。冠状动脉粥样硬化斑块破裂后，血小板聚集形成血栓，堵塞冠状动脉，导致心肌灌注区血氧供应不足，引发一系列临床症状，病情呈进行性加重，患者面临心源性死亡和心肌梗死的高风险。当前，临床对冠心病不稳定型心绞痛的治疗原则包括对症治疗、溶栓、抗凝等，旨在缓解症状，稳定斑块，预防血栓形成。然而，由于患者个体差异显著，治疗效果并不稳定，部分患者对标准治疗反应不佳，心绞痛症状持续发作，生活质量受到影响。面对冠心病不稳定型心绞痛这一临床难题，结合中西医的理论与实践，探索更加个体化、综合化的治疗方案显得尤为重要。中医的辨证施治理念，如通过调和气血、疏肝解郁、健脾利湿等方法，与现代医学的抗炎、抗血小板、调脂等治疗策略相结合，有望为患者提供更加全面、有效的治疗方案。未来，通过深入研究炎症因子在冠心病发展中的作用机制，以及中医治疗对炎症因子的影响，可以为开发新的治疗靶点和策略提供科学依据，进一步提高冠心病不稳定型心绞痛的治疗效果和患者的生活质量。

患者寐差，运用酸枣仁、柏子仁、远志、合欢皮、首乌藤以增强养心安神定悸之力；柴胡、白芍共用增强疏肝止痛之功；桂枝辛行温通，温心阳，通血脉；白术、茯苓补脾气，健脾利湿以资气血生化之源；山药性味甘平，可滋养脾阴，兼补肺肾之气；生薏苡仁健脾的同时，具有软坚化痰，舒张筋脉的作用；砂仁化湿开胃，温脾理气；白豆蔻化湿消痞，行气温中，开胃消食；木香行气止痛，温中和胃；加用白扁豆减轻胃部灼烧感、反酸等症状。

【医案 57】王某，女，88 岁，2023 年 8 月 7 日因"间断恶心呕吐 3 天"就诊。症见：神清、精神差，间断恶心呕吐，呕吐物为胃内容物，无反酸胃灼热，咳嗽，咳白色泡沫样痰，寐差，需服用助眠药物，无腹胀腹痛，无发热寒战，右侧肢体乏力，时有头晕，胸闷憋气，小便排便不畅，大便 2～3 天一行。发病至今体重下降，形体消瘦。舌质暗紫，苔腻，脉象弦涩。

中医诊断：胸痹心痛（气虚血瘀证）。

西医诊断：急性非 ST 段抬高型心肌梗死。

处方：瓜蒌子 15g，延胡索 10g，莱菔子 10g，木香 10g，柴胡 10g，白芍 10g，郁金 10g，香附 20g，川芎 10g，焦山楂 30g，焦麦芽 30g，焦神曲 30g，鸡内金 15g，山药 20g，生薏苡仁 30g，白术 10g，云茯苓 20g，当归 20g。

按语：急性冠脉综合征是冠状动脉粥样硬化斑块破裂或侵袭，继发完全或不完全闭塞性血栓形成为病理基础的一组临床综合征，包括急性 ST 段抬高型心肌梗死、急性非 ST 段抬高型心肌梗死和不稳定型心绞痛。其主要的危险因素包括年龄、性别、血脂异常、高血压、吸烟、糖尿病和糖耐量异常等。通过对该患者病史的收集及四诊合参，以上危险因素患者均具有，发病风险远远高于常人。

该案处方是由瓜蒌薤白半夏汤加减而成。瓜蒌和薤白是治疗胸痹心痛的基本组合，二药相伍，一通一降，宣痹通阳，降气涤痰，散结止痛。主治阴邪痰浊，阻遏胸阳，气血闭解而致胸脘痞闷，甚或胸痛、心痛，咳喘痰多，短气不得卧；或胸痛彻背，背痛彻胸或某些冠心病、心绞痛等。赵英强教授总结了自己用药经验并研究出了"疏肝健脾"治心病的新思路，在治疗胸痹时，特别强调疏肝解郁的重要性，选用香附、柴胡、郁金等归肝经的药物，它们共同的特点是能够疏肝解郁，行气活血。在现代社会，人们面临的压力日益增大，心理负担加重，肝郁气滞成为常见的病理状态。胸痹患者往往伴随有痰阻血瘀的症状，这正是肝郁气滞的表现。通过疏肝解郁，调节气机，可以有效改善胸痹的症状。在赵英强教授的治疗方案中，健脾药物的选用同样重要。茯苓、白术、生薏苡仁、山药、火麻仁和郁李仁等药物的组合，体现了健脾利湿、补气养阴的治疗原则。茯苓，味甘而淡，既能健脾补气，又能渗湿利尿，具有宁心安神的附加效果。白术，作为脾脏补气健脾的首选药物，能有效缓解气虚自汗的症状，增强脾胃功能。生薏苡仁，在健脾的同时，具有软坚化痰、舒张筋脉的作用，对于胸痹伴有痰湿的患者尤为适用。山药，性味甘平，既能滋养脾阴，又能补肺肾之气，是补益脾胃、肺肾的佳品。砂仁、白豆蔻、莱菔子缓解胃部不适的症状。焦三仙和鸡内金共奏消食和胃之功。

【医案58】陈某，男，60岁，2023年8月7日因"心前区疼痛不适1天"就诊。症见：神清，精神可，偶有胸闷憋气，无胸痛及大汗出，偶有头晕，无头痛，偶有咳嗽咳痰，无恶心反酸，纳少，寐差，大便色黑小便可。舌质暗紫，苔薄，苔色白，语声正常，气息平和，脉象弦。

中医诊断：胸痹心痛（气虚血瘀证）。

西医诊断：急性非ST段抬高型心肌梗死。

处方：瓜蒌子15g，延胡索10g，莱菔子10g，木香10g，半夏10g，生姜20g，砂仁15g，白豆蔻15g，柴胡10g，白芍10g，郁金10g，香附20g，酸枣仁20g，柏子仁10g，川芎10g，白扁豆20g。

按语：胸痹，一种以胸部闷痛，甚则胸痛彻背，喘息不得卧为特征的疾病，其临床表现的最早记录可追溯至《黄帝内经》。《素问·脏气法时论》中描述的心病症状包括胸中痛、胁支满、胁下痛、肩背肩胛间痛、两臂内痛，这些症状与胸痹的表现相吻合。汉代著名医家张仲景在《金匮要略》中首次明确提出"胸痹心痛"的病名，并专篇论述，对后世影响深远。《金匮要略·胸痹心痛短气病脉证治》中指出"阳微阴弦，即胸痹而痛"，将病机归纳为"上焦阳气不足，下焦阴寒气盛"，即本虚标实的病理状态，体现了对胸痹病因病机的深刻理解。张仲景在《金匮要略》中提出的瓜蒌薤白剂群，是针对胸痹不同症候的专门治疗方案，以通阳宣痹为主，充分体现了中医辨证论治的精髓。历代医家在此基础上不断丰富和完善，形成了胸痹治疗的丰富理论与实践体系。现代医学对胸痹（尤其是冠心病）的认识更加深入，对冠状动脉粥样硬化、心肌梗死等疾病的研究揭示了胸痹的器质性病变基础。赵英强教授指出，在不采用介入治疗的情况下，多数血管、心脏的器质性病变是不可逆的，西药治疗主要是防止疾病恶化，如稳定斑块、缓解疼痛等。从中医角度看，治疗胸痹不应仅局限于心脏本身，而应从整体出发，强调养心、护心，遵循"虚则补其母，实则泻其子"的子母补泻法，即根据脏腑之间的生克关系进行调理，以达到治疗目的。

赵英强教授灵活地将子母补泻法运用到中药上。五脏形成一个有机的整体，任何一脏的功能正常发挥，都会受到其他脏的资助或制约。木生火，即肝为心之母脏，子脏病变，可从母脏治之。火生土，即脾为心之子脏，母脏病变，可从子脏治之。因此，赵英强教授研究出"疏肝健脾"法治疗心病的新思路。

本案处方是以瓜蒌薤白半夏汤为基础方进行加减以通阳行气，温通豁痰，同时加入木香、川芎、延胡索、郁金行气活血散瘀止痛；砂仁、白豆蔻、莱菔子缓解胃部不适的症状；柴胡疏肝解郁，缓解心区症状；白扁豆甘微温，入脾、胃经，甘温和缓，补脾和胃而不滞腻，清暑化湿而不燥烈，为健脾和胃，化湿止泻之佳品。《本草求真·扁豆》谓："扁豆得味之甘，故能于脾而有益也；脾得香而能舒，扁豆禀气芬芳，故能于脾而克舒也；脾苦湿而喜燥，扁豆得性之温，故能于脾而克燥也；脾土既实，则水道自通，三焦不混，而太阴暑湿之邪自尔克消，安能复藏于脾而有渴、泻之病乎？"

【医案 59】李某，男，84 岁，2023 年 8 月 9 日就诊，诉间断胸闷喘憋 15 天。症见：间断胸闷、喘憋，乏力，无明显胸背疼痛、心慌、汗出，活动后加重，无头晕头痛，无一过性黑朦，无发热，无咳嗽咳痰，无恶心呕吐，无腹胀，食欲欠佳，寐尚可，小便可，大便 3 天一行。舌质暗紫，苔厚，苔色白，脉弦。

中医诊断：胸痹。

西医诊断：急性心力衰竭。

处方：瓜蒌 30g，生地黄 20g，玄参 10g，麦冬 30g，当归 20g，桃仁 10g，甘草 10g，黄芪 20g，白术 10g，茯苓 20g，山药 20g，生薏苡仁 30g，焦三仙各 30g，鸡内金 15g，郁李仁 10g，火麻仁 10g。

按语： 胸痹的病机复杂，涉及心脉气血的运行不畅，既有寒凝、气滞、血瘀、痰阻等实邪阻滞，又有心脾肝肾亏虚导致心脉失养。治疗胸痹，需根据具体病机，采取温通心脉、理气化瘀、化痰利湿、补益心脾、滋阴养血等不同方法，以期恢复心脉气血的正常运行，缓解症状，改善患者生活质量。胸痹的病因病机涉及虚实两方面，治疗上需辨证施治，针对不同病机采取相应的治疗策略。中医理论的全面性和辨证施治原则为胸痹的治疗提供了丰富的理论依据和实践指导。在临床实践中，结合现代医学的诊断技术，中西医结合治疗胸痹，能够更全面地评估病情，制订个体化治疗方案，提高治疗效果，减轻患者症状，提升患者生活质量。急性心力衰竭是指急性发作或加重的左心功能异常所致的心肌收缩力降低、心脏负荷加重，造成急性心排血量骤降、肺循环压力升高、周围循环阻力增加，引起肺循环充血而出现急性肺充血、肺水肿并可伴组织、器官灌注不足和心源性休克的临床综合征，以左心力衰竭最为常见。急性心力衰竭可以在原有慢性心力衰竭的基础上急性加重或突然起病，发病前患者多数合并有器质性心血管疾病，可表现为收缩性心力衰竭，也可以表现为舒张性心力衰竭。急性心力衰竭常危及生命，必须紧急抢救。

处方中瓜蒌宽胸化结，散热涤痰；生地黄清热凉血，养阴生津；玄参清热凉血，滋阴降火，解毒散结；麦冬润肺养阴，益胃生津，清心除烦；当归补血活血；桃仁活血祛瘀，润肠通便；甘草益气补中，祛痰止咳，解毒，缓急止痛，缓和药性；黄芪补气升阳，固表止汗，利水消肿，生津养血，行滞通痹；白术健脾益气，燥湿利水，止汗；茯苓安神养心；山药性味甘平，可滋养脾阴，兼补肺肾之气；生薏苡仁健脾的同时，具有软坚化痰，舒张筋脉的作用；焦三仙、鸡内金有良好的消积化滞作用；郁李仁润燥滑肠，下气利水；火麻仁润肠通便。

心悸

【医案60】 杜某，女，53岁，2023年7月25日就诊，诉间断胸闷伴后背部沉紧20年，加重1天。症见：间断胸闷，伴后背部沉紧，咽部紧缩感，无明显心前区疼痛，心悸，汗出，无头痛头晕，无咳嗽咳痰，纳可，寐差，需口服助眠药物，二便调。舌质暗红，苔薄白，脉弦滑数。

中医诊断：心悸（心肾阴虚证）。

处方：炙甘草 10g，桂枝 10g，生地黄 20g，白术 10g，茯苓 20g，莱菔子 10g，柴胡 10g，白芍 20g，知母 10g，莲子心 10g，酸枣仁 20g，柏子仁 10g，远志 10g，合欢皮 10g，首乌藤 10g，牡丹皮 10g。

按语：心悸包括惊悸和怔忡，是指患者自觉心中悸动、惊惕不安，甚则不能自主的病证。临床多呈发作性，常因七情所伤、体虚劳倦等因素诱发，发作时可伴有胸闷、气短，甚至喘促、眩晕、晕厥等症状。《黄帝内经》虽无心悸或惊悸、怔忡之病名，但已认识到宗气外泄，心脉不通，突受惊恐，复感外邪可致心悸。如《素问·平人气象论》曰："乳之下，其动应衣，宗气泄也。"《素问·举痛论》云："惊则心无所倚，神无所归，虑无所定，故气乱矣。"《素问·痹论》中"心痹者，脉不通，烦则心下鼓"是最早记载本病表现脉律不齐的。心悸病名首见于东汉张仲景的《伤寒论》，《金匮要略》有"心动悸""心下悸""心中悸""惊悸"等称谓，病因主要包括惊扰、水饮、虚劳及汗后受邪等，发作时常见结、代、促脉，并以炙甘草汤等为治疗方剂。

本案处方以炙甘草汤为基础进行加减变化而来，炙甘草汤创立之初，古代医家多用此方治疗心悸、肺痿，其辨证属于气血阴阳俱虚，心脏失养。近几年来，炙甘草汤的临床应用已扩展至心血管、呼吸、消化等多个领域，且具有疗效显著、安全性高、不良反应少的特点。临床研究发现炙甘草汤无论是单用还是联合其他药物治疗心律失常都有显著的疗效，能够改善心慌、胸闷、气短、怕冷、自汗等临床症状。方中重用生地黄滋阴养血，《名医别录》谓地黄"补五脏内伤不足，通血脉，益气力"。配伍炙甘草、白术、茯苓补脾气，健脾利湿以资气血生化之源；佐桂枝以辛行温通，温心阳，通血脉。患者寐差，加酸枣仁、柏子仁、远志、首乌藤以增强养心安神定悸之力。酌加知母、牡丹皮滋阴液降火之力更强，柴胡、白芍共用以增强疏肝止痛之功。赵英强教授在治心病的时候，始终坚持运用疏肝健脾法，临床治疗效果显著。

【医案 61】陈某，女，59 岁，2023 年 7 月 2 日就诊。诉间断心慌胸闷 5 年余，加重伴乏力 1 周。症见：神清，精神可，间断心慌、胸闷，伴周身乏力，无明显心前区及背部疼痛，偶有头晕头痛，无视物旋转，无恶寒发热，无恶心呕吐，无腹痛腹胀，双手关节肿大伴轻度变形，间断性疼痛，遇阴雨天疼痛加重，纳差，寐差，小便正常，大便干，需药物辅助排便。舌质红，苔黄腻，脉弦滑。

中医诊断：心悸（肝郁脾虚证）。

西医诊断：心房颤动。

处方：炙甘草 10g，桂枝 10g，黄芪 15g，炒山药 20g，莱菔子 10g，木香 10g，酸枣仁 20g，柏子仁 10g，远志 10g，合欢皮 10g，柴胡 10g，白芍 20g，首乌藤 10g，莲子心 10g，焦山楂 10g，焦麦芽 10g，焦神曲 10g，鸡内金 10g，当归 20g，桃仁 10g。

按语：《灵枢·邪客》云，"心者，五脏六腑之大主也。"心对其他脏腑具有重要的调控作用；反之，若五脏六腑功能失调、气血阴阳亏虚，亦可波及心之所主，或心神被扰，或神失所养，从而引发心悸。因此，心悸其主在心，但不止于心之为病，故可概括为"五脏六腑皆令人心悸"。心悸病因复杂，虚者可因脏腑气、血、阴、阳不足，心神失养；实者可因寒凝、火邪、气滞、血瘀、痰浊、水饮之邪，导致气血运行不畅，心神被扰，发为心悸。此外，外感、金创、虫兽所伤等亦可致心悸。

心悸病在现代医学中无此称谓，与"心慌"等同，多为窦性心动过快、窦性心动过缓、房性期前收缩、室性期前收缩、心房颤动（简称房颤）等多种疾病的临床症状，常伴有胸闷、乏力等症状。老年患者多因冠心病、高血压等基础疾病导致，多具有心肌缺血等器质性疾病，缠绵不愈，反复发作。中青年患者多无器质性心脏病，发病以阵发性、功能性为主，现代医学将具有家族早发猝死作为独立危险因素，更加重视基因遗传性离子通道病的基因筛查。中老年女性因围绝经期多种激素紊乱，更易出现心慌、汗出、胸闷等症状，在排除器质性心脏病的前提下，统称为围绝经期综合征。现代医学对心悸症状的治疗，以明确病因为基础，根据危险评估，确定治疗方案，因治心律失常药物多具有致心律失常作用，故以心理疏导等非药物治疗为主，但对改善患者症状的效果不佳。

处方中炙甘草补脾和胃，益气复脉；桂枝温经通脉，平冲降逆，助阳化气；黄芪补气升阳，生津养血；炒山药健脾补肺；莱菔子消食除胀，降气化痰；木香行气止痛，健脾消食；酸枣仁补心养肝，宁心安神；柏子仁养心安神，润肠通便；远志安神益智，祛痰消肿；合欢皮解郁安神，活血消肿；柴胡疏肝解郁，升举阳气；白芍养血，平抑肝阳；首乌藤养血安神，祛风通络；莲子心清心安神；焦三仙消食化滞；鸡内金健脾消食；当归养血活血，润肠通便；桃仁活血祛瘀，润肠通便。

【医案 62】 患者，男，53 岁，2022 年 7 月 25 日就诊。诉心悸 2 周。症见：阵发性心悸，偶有胸痛，纳可，夜寐欠安，二便可。舌质暗红，苔白，脉弦。

中医诊断：心悸。

处方：决明子 30g，生石决明 30g，夏枯草 10g，野菊花 10g，川芎 10g，牛膝 10g，莱菔子 10g，葛根 10g，柏子仁 10g，远志 10g，合欢皮 10g，首乌藤 10g，柴胡 10g，白芍 20g，桂枝 10g，酸枣仁 10g。7 剂，水煎服，日两服。

二诊：阵发心悸，无胸痛，偶头晕，纳可，寐欠安，大便可，偶有稀便。舌质暗红，苔黄，脉弦。

处方：决明子 30g，生石决明 30g，夏枯草 10g，野菊花 10g，川芎 10g，牛膝 10g，莱菔子 10g，葛根 10g，酸枣仁 10g，柏子仁 10g，远志 10g，合欢皮 10g，首乌藤 10g，柴胡 10g，知母 10g，黄连 10g。7 剂，水煎服，日两服。

按语： 心悸病在现代医学中无此称谓，与"心慌"等同，多为窦性心动过速、窦性心动过缓、房性期前收缩、室性期前收缩、房颤等多种疾病的临床症状，常伴有胸闷、乏力等症状。老年患者多因冠心病、高血压等基础疾病导致，多具有心肌缺血等器质性疾病，缠绵不愈，反复发作。中青年患者多无器质性心脏病，发病以阵发性、功能性为主，现代医学将具有家族早发猝死史作为独立危险因素，更加重视基因遗传性离子通道病的基因筛查。中老年女性因围绝经期多种激素紊乱，更易出现心慌、汗出、胸闷等症状，在排除器质性心脏病的前提下，统称为围绝经期综合征。现代医学对心悸症状的治疗，以明确病因为基础，根据危险评估，确定治疗方案，因治心律失常药物多具有致心律失常作用，故临床以心理疏导等非药物治疗为主，但对改善患者症状效果不佳。

《灵枢》中就已经对心悸的症状及病因有详细的论述。《灵枢·口问》云："悲哀愁忧则心动。"《灵枢·邪客》云："心者，五脏六腑之大主也，精神之所舍也。"《丹溪心法·惊悸怔忡》云："惊悸者血虚，惊悸有时，以朱砂安神丸。""怔忡者血虚。怔忡无时，血少者多，有思虑便动，属虚，时作时止者，痰因火动。""肥人属痰，寻常者多是痰。"此后通过不同时代医家的总结，对心悸病的诊治呈现百家争鸣的状态。

胡光慈《中医内科杂病证治新义》云："本方为平肝降逆之剂。以天麻、钩藤、生决明平肝祛风降逆为主，辅以清降之山栀、黄芩，活血之牛膝，滋补肝肾之桑寄生、杜仲等，滋肾平肝之逆；并辅以首乌藤、朱茯神以镇静安神，缓其失眠，故为用于肝厥头痛、眩晕、失眠之良剂。若以高血压而论，本方所用之黄芩、杜仲、益母草、桑寄生等，均经研究有降低血压之作用，故有镇静安神、降压缓痛之功。"

【医案 63】郭某，女，82 岁，2023 年 10 月 11 日就诊。诉间断心慌 1 周，加重 1 天。症见：间断心慌不适，与活动无关，时有胸闷憋气，偶有头晕无头痛，无发热寒战，无咳嗽咳痰，无恶心呕吐，纳寐可，二便可。舌淡红，苔黄，脉弦数。

中医诊断：心悸。

西医诊断：冠心病。

处方：决明子 30g，石决明 30g，夏枯草 10g，野菊花 10g，川芎 10g，葛根 10g，莱菔子 10g，牛膝 10g，瓜蒌 30g，延胡索 10g，白术 10g，茯苓 20g，柴胡 10g，白芍 20g，郁金 10g，香附 20g。

按语：心悸是临床常见病证，患者自觉心中跳动不适，惊惶不安，常伴有胸闷气短、头晕乏力等症状，现代医学中由各种原因引起的心律失常皆可从心悸论治。东汉张仲景正式提出"悸"与"惊悸"的病名。《金匮要略·痰饮咳嗽病脉证并治》曰："夫病人饮水多，必暴喘满……水停心下。甚者心悸，微者短气。"此案患者患有伤寒，患伤寒者，常伴脾胃虚弱，如果饮水较多，失于运化，则水停胃中，见心下满，上犯于肺则喘。水饮停滞中焦，轻者气短，重者心悸。

冠心病是一种常见的心血管疾病，致病率高、易于流行，患病人群主要集中在中老年人。冠心病主要由脂质代谢异常引起，机体血液中多由于脂类物质的堆积，造成动脉粥样硬化，最终导致冠心病。临床上主要采用冠状动脉支架置入术或移植术进行治疗，对于冠心病的确诊与治疗，我们倡导患者要做到早预防、早发现、早治疗。冠心病具有易反复发作的特点，且病情会逐次加重，会由心绞痛逐步向心肌梗死和心力衰竭发展，不仅对患者的生命质量造成严重影响，还会给患者及其家属造成较大的经济及心理压力。

处方中决明子、石决明清肝明目；夏枯草、野菊花清肝明目，清热解毒；川芎为活血行气之要药，葛根解肌退热生津，升举阳气，配合莱菔子降气，一升一降有助于气血运行；牛膝引血下行，活血逐瘀；瓜蒌清热涤痰，宽胸散结；延胡索活血行气止痛；白术、茯苓利湿健脾；柴胡、香附疏肝解郁，升举阳气；白芍平抑肝阳；郁金活血止痛，行气解郁。诸药配合，共奏平抑肝阳，活血理气之功。

【医案 64】 王某，女，57 岁，2023 年 10 月 10 日就诊。诉自觉心慌，无胸闷憋气，无明显心前区及后背部疼痛，无一过性黑矇及晕厥，无恶寒发热，无咳嗽咳痰，口干口苦，纳可，寐欠佳，二便调。舌红，苔厚色白腻，脉弦数。

中医诊断：心悸。

处方：瓜蒌 30g，延胡索 10g，白术 10g，茯苓 20g，川芎 10g，桂枝 20g，酸枣仁 20g，柏子仁 10g，远志 10g，合欢皮 10g，莲子心 10g，知母 10g，柴胡 10g，白芍 20g，郁金 10g，香附 20g。7 剂，水煎服，日两服。

按语： 心悸是因外感或内伤，致气血阴阳亏虚，心失所养；或痰饮瘀血阻滞，心脉不畅，引起以心中急剧跳动，惊慌不安，甚则不能自主为主要临床表现的一种病证。心悸因惊恐、劳累而发，时作时止，不发时如常人，病情较轻者为惊悸；若终日悸动，稍劳尤甚，全身情况差，病情较重者则为怔忡。怔忡多伴惊悸，惊悸日久不愈者亦可转为怔忡。心悸是心脏常见病证，为临床多见，除由心本身的病变引起外，也可由他脏病变波及于心而致。心悸的基本证候特点是发作性心慌不安，心跳剧烈，不能自主，或一过性、阵发性，或持续时间较长，或一日数次发作，或数日发作一次。常兼见胸闷气短，神疲乏力，头晕喘促，甚至不能平卧，以至出现晕厥。其脉象表现或数或迟，或乍疏乍数，并以结脉、代脉、促脉、涩脉为常见。

《黄帝内经》虽无心悸或惊悸、怔忡之病名，但有类似症状记载，如《素问·举痛论》云："惊则心无所依，神无所归，虑无所定，故气乱矣。"并认为其病因有宗气外泄，心脉不通，突受惊恐，复感外邪等，还对心悸脉象的变化有深刻认识。《素问·三部九候论》云："参伍不调者病。"最早记载脉律不齐是疾病的表现。《素问·平人气象论》云："脉绝不至曰死，乍疏乍数曰死。"最早认识到心悸是严重脉律失常与疾病预后的关系。东汉张仲景在《伤寒论》及《金匮要略》中以惊悸、心动悸、心下悸等为病证名，认为其主要病因有惊扰、水饮、虚损及汗后受邪等，记载了心悸时表现的结、代、促脉及其区别，提出了基本治则及炙甘草汤等治疗心悸的常用方剂。

处方中香附行气解郁以治气郁；柴胡理气止痛；延胡索活血行气；瓜蒌甘寒入肺，善于涤痰散结，清热理气宽胸；酸枣仁补气养血安神，缓急止痛；柏子仁可以养心阴、益肝血而宁心安神，为养心安神之要药；合欢皮解郁安神；白芍养血敛阴，平抑肝阳，辅以延胡索等理气之药效果尤佳；茯苓、白术健脾渗湿，除湿兼顾畅达气机，辅以川芎、郁金行气解郁；莲子心清心安神；知母清热除烦；桂枝、白芍合用调和营卫；远志可以交通上下而宣窍辟邪。全方共奏行气活血、理气止痛之功。

【医案65】杜某，男，80岁，2023年10月8日就诊。诉无明显诱因出现心悸1个月余，偶有胸闷憋气，5天前加重，伴有喘憋、乏力，间断言语不利，走路不稳，胃脘偶有隐痛，纳可，嗜睡，双下肢水肿，左侧较重，夜尿频，大便正常，面色晦暗，形体适中，语声无力。舌质紫暗，苔薄白，脉象沉涩。

中医诊断：心悸（气虚血瘀证）。

处方：焦山楂30g，焦麦芽30g，焦神曲30g，木香10g，知母10g，黄柏10g，莱菔子10g，白术10g，茯苓20g，柴胡10g，白芍20g，郁金10g，香附20g，桂枝10g，山药20g，生薏苡仁10g。3剂，水煎服，日两服。

按语： 冠心病是我国常见的疾病之一，其发病率和病死率皆居高不下。现代医学对冠心病的治疗，往往局限于置入支架、抗心绞痛、抗血小板聚集等手术或西药治疗。中医学认为动脉粥样硬化的发生过程与气虚血瘀因素关系密切，指出气虚血瘀为其基本病机。现代医学对气虚血瘀与冠心病的相关性进行血液流变学、血脂、炎性因子、血管内皮功能等方面的研究，提示冠心病与气虚血瘀密切相关。越来越多的医家采用益气活血法治疗冠心病并取得了较为满意的结果，为进一步降低冠心病的发病率和病死率提供了新思路和新方法。

冠心病为本虚标实之证，本虚多为气虚、气阴两虚及阳虚，标实主要有血瘀、寒凝、痰浊、气滞等。气虚血瘀为冠心病常见的证型之一。

气和血是构成和维持人体生命活动的物质基础。气为血之帅，血为气之母。气对人体有着温煦、固摄等作用，所谓"得温则行，得寒则凝"，当人体气虚时，气的温煦作用减弱，血和津液的运行就会缓慢甚而停滞，出现血瘀的现象。当气的固摄作用降低，血溢脉外，离经之血日久成瘀，也会出现血瘀的征象，而血瘀日久亦会出现气虚的症状。

处方从顾护正气与开散郁结两个角度出发，先以白术、茯苓、山药、薏苡仁健脾，渗水，利湿，脾土自安，后天之本得以化源；再搭配焦三仙以助脾胃运化，使得脾胃能够有效转化水谷精微；后以郁金、香附、木香疏通气机，气行则血行；伍以桂枝、芍药散收通用，阴阳自得。

【医案66】 陈某，女，53岁，2023年8月13日就诊。诉间断心悸伴胸闷1周。症见：间断心悸，伴胸闷，周身乏力，汗出、畏寒交替出现，偶有头晕头痛，偶有恶心嗳气、反酸胃灼热，时有腹胀无腹痛，纳可，寐差，二便调。神态正常，面色红润；形体适中；舌质暗，舌体瘦小苔色黄；语声正常，气息平和，脉象弦。

中医诊断：心悸（肝郁气滞证）。

处方：柴胡 10g，白芍 20g，香附 20g，郁金 10g，莱菔子 10g，木香 10g，山药 20g，生薏苡仁 30g，佛手 10g，香橼 10g，酸枣仁 20g，柏子仁 10g，远志 10g，合欢皮 10g，莲子心 10g，知母 10g，桂枝 10g，首乌藤 10g。水煎服，日两服。

按语：中医学里心悸是一种病证名，是外感或内伤引起的气血阴阳亏虚、心失所养、痰饮瘀血阻滞、心脉不畅的表现。患者一般会表现为不自觉心跳加速或心慌，患者还可能伴有气短、胸闷、眩晕、晕厥、脉象节律不齐等症状。气血亏虚、心脉不畅等因素可能会引起心脏剧烈跳动，一般发为心悸；此外，如果患者体虚久病不愈、饮食不当、心虚胆怯、感受外邪、药物中毒、心血虚少、消极悲观等也可能导致心脏异常跳动，时快时慢，表现为心悸。处方予柴胡、香附、郁金、木香、佛手、香橼疏肝理气解郁，予酸枣仁、柏子仁、远志、合欢皮、首乌藤、莲子心等安神定志。

【医案 67】朱某，男，51 岁，2023 年 8 月 17 日就诊。诉间断心慌伴汗出 3 个月余，加重 3 周。症见：间断心悸不适，伴汗出，无胸痛及后背痛，时有胸闷憋气，后背部时有发沉感，无恶心呕吐，时有头晕，无头痛，无视物旋转，无一过性黑矇，纳可，寐差，二便可。舌质暗紫，苔薄，苔色红润，脉弦。

中医诊断：心悸（心血瘀阻证）。

处方：瓜蒌 30g，薤白 10g，半夏 9g，莱菔子 10g，当归 20g，桃仁 10g，砂仁 10g，白豆蔻 15g，川芎 10g，柴胡 10g，白芍 20g，延胡索 10g，白术 10g，茯苓 20g，山药 20g，生薏苡仁 30g。

按语：心悸，是患者自觉心中悸动、惊惕不安，甚至不能自主的一种病证。在临床中，心悸往往呈发作性，常因情绪波动、劳累过度等因素诱发。心悸的发作可伴随胸闷、气短、失眠、健忘、眩晕、耳鸣等症状。根据病情轻重，心悸可分为惊悸与怔忡，前者病情较轻，表现为突然的跳跃惊动，有时而作；后者病情较重，表现为持续的心中悸动不安。中医治疗心悸，强调辨证施治。实证需祛邪，如清热化痰，行气活血；

虚证需补虚，如补气养血，滋阴温阳。具体治疗方案应根据患者体质和具体病因确定，例如，心气虚者可用四君子汤加减，心血虚者可用四物汤加减，心阴虚者可用天王补心丹加减，心阳虚者可用桂枝甘草龙骨牡蛎汤加减。除了药物治疗，合理的生活方式调整对心悸的管理也至关重要。建议患者保持情绪稳定，避免过度劳累，保证充足的睡眠，饮食宜清淡，避免辛辣刺激食物，适当进行体育锻炼，如散步、太极等，有助于心神调养和气血畅通。

处方中瓜蒌宽胸化结，散热涤痰；薤白顺气散结，通阳导滞；半夏燥湿化痰，降逆止呕，消痞散结；砂仁、白豆蔻、莱菔子缓解胃部不适的症状；当归补血活血；桃仁活血祛瘀，润肠通便；川芎行气开郁，活血止痛；柴胡疏肝理气，活血止痛；白芍可柔肝止痛，平抑肝阳；延胡索行气活血，散瘀止痛；白术则为脾脏补气健脾第一要药，可以缓解气虚自汗的症状；茯苓补脾气，健脾利湿以资气血生化之源；山药性味甘平，可滋养脾阴，兼补肺肾之气；生薏苡仁健脾的同时，具有软坚化痰，舒张筋脉的作用。

【医案 68】 梁某，男，84 岁，2023 年 8 月 25 日因"间断心慌、气短 5 天"就诊。症见：神清，精神可，间断心慌、气短，憋气，可平卧，伴肩背放射样刺痛，汗出，活动后明显，耳鸣、耳聋，时有头晕、头痛，偶有饮食水呛咳，无发热，无咳嗽咳痰，纳可，寐差，夜尿频，伴有泡沫，大便每天 1～2 次。舌质暗，苔厚，苔色白，脉弦。

中医诊断：心悸（气虚血瘀证）。

处方：瓜蒌子 15g，瓜蒌皮 15g，延胡索 10g，莱菔子 10g，木香 10g，柴胡 10g，白芍 10g，郁金 10g，香附 20g，川芎 10g，焦山楂 30g，焦麦芽 30g，焦神曲 30g，鸡内金 15g，当归 10g，桃仁 10g，酸枣仁 20g，莲子心 10g。

按语： 心悸是中医病证名，是因外感或内伤，致气血阴阳亏虚，心失所养；或痰饮瘀血阻滞，心脉不畅，引起以心中急剧跳动，惊慌不安，甚则不能自主为主要临床表现的一种心脏常见病证。也可作为临床多种病证的症状表现之一，如胸痹心痛、失眠、健忘、眩晕、水肿、喘证等。

现代医学各种原因引起的心律失常，如心动过速、心动过缓、过早搏动、心房颤动或扑动、房室传导阻滞、病态窦房结综合征、预激综合征及心功能不全、神经官能症等，凡以心悸为主要临床表现的疾病均可辨证论治。瓜蒌和薤白是治疗胸痹心痛的基本组合，二药相伍，一通一降，宣痹通阳，降气涤痰，散结止痛。主治阴邪痰浊，阻遏胸阳，气血闭结而致胸脘痞闷，甚或胸痛、心痛，咳喘痰多，短气不得卧；或胸痛彻背，背痛彻胸，或某些冠心病、心绞痛等。赵英强教授基于中医学理论，提出了"疏肝健脾"治疗心病的新思路，这一思路特别关注到现代人生活压力大、心理负担重导致的肝郁气滞问题，以及肝郁气滞与胸痹等心血管疾病之间的关联。在这一理论框架下，通过疏肝解郁、健脾化痰，以达到调和气血、平衡脏腑的目的。赵英强教授提出的"疏肝健脾"治心病新思路，不仅关注到现代人生活方式变化对健康的影响，也体现了中医治疗注重整体平衡、调和脏腑的思想。通过疏肝解郁、健脾化痰、调和气血这一治疗策略，为心血管疾病的中医治疗提供了新的理论支持和实践指导。香附归于肝经，具有疏肝解郁，行气止痛的功效，适用于肝郁气滞所致的胸胁胀痛。柴胡疏肝解郁，升阳举陷，常用于治疗肝郁气滞、月经不调等症。郁金行气解郁，凉血破瘀，适用于肝郁气滞、胸胁胀痛、吐血衄血等症状。茯苓甘淡平，健脾利湿，安神宁心，适用于脾虚湿盛、心悸失眠。白术健脾益气，燥湿利水，常用于脾虚气弱、食少便溏。生薏苡仁健脾化湿，软坚散结，适用于脾虚湿阻、关节疼痛。山药补脾养肺，益肾固精，适用于脾肺肾虚、体倦乏力。砂仁行气和胃，温中止呕，适用于脾胃气滞、呕吐腹痛。白豆蔻化湿行气，温中止呕，适用于湿阻中焦、呕吐腹泻。莱菔子消食化积，顺气宽中，适用于饮食积滞、胸闷腹胀。患者舌质暗，表明体内有瘀血，故选用当归、桃仁共奏养血活血，祛瘀止痛之功；酸枣仁和莲子心宁心安神，相得益彰。

【医案 69】王某，男，90 岁，2023 年 9 月 13 日就诊。诉心悸 10 余年，加重 1 天。症见：心前区不适，莫可名状，休息后缓解，胸闷，活动后明显，心悸汗出，纳寐可，小便量多，大便可，舌红绛，苔薄黄，脉弦滑。

中医诊断：心悸。

处方：炒决明子 30g，石决明 30g，夏枯草 10g，野菊花 10g，川芎 10g，葛根 10g，炒莱菔子 10g，川牛膝 10g，木香 10g，当归 20g，桃仁 10g，焦山楂 10g，焦神曲 10g，焦麦芽 10g，炒鸡内金 15g，大腹皮 10g，净砂仁 10g，豆蔻 10g。5 剂，水煎服，日两服。

按语：中医所言"心悸"大多指现代医学的"心慌"，包含窦性心动过速、窦性心动过缓、房性期前收缩、房颤等多种临床疾病。临床上多表现为患者感到心悸，惊恐和焦虑，甚至不能独立自主，常兼有胸闷气短，神疲乏力，头晕喘促，不能平卧，以致晕厥。心悸的发生与体质虚弱，情志因素，外邪入侵或药物中毒有关。

中医学认为，心主血脉，藏神明，其华在面；开窍于舌，与小肠相表里；心的阴阳气血是心进行生理活动的基础；心气心阳主要推动血液的运行，心阴心血则可濡养心神。

《素问·六节藏象论》中对心阐述："心者，生之本，神之变也，其华在面，其充在血脉，为阳中之太阳，通于夏气。"因此，心中阳气的变化，对心悸的发作和缓解有着至关重要的作用。

处方中川芎、川牛膝、桃仁、当归具有良好的活血祛瘀，通经止痛的功效，对胸痹心痛、胸胁刺痛的疗效更是尤为明显。现代研究发现，川芎具有镇静降压的作用，搭配川牛膝引血下行的功效，能够有效改善心脏周围的局部微循环。搭配石决明、野菊花、夏枯草平肝潜阳，辅以木香理气开郁，缓解局部不适感。考虑到患者年岁已高，脾胃运化功能较差，加入炒莱菔子、炒鸡内金、焦麦芽、焦山楂、焦神曲以助脾胃运化，从而更好地吸收药物，提升疗效。

【医案 70】魏某，女，60 岁，2023 年 9 月 14 日就诊。诉自觉心悸 30 余年，加重 3 天，伴胸闷憋气，休息后可缓解，纳寐可，二便调，舌紫暗，苔薄白，脉细涩。

中医诊断：心悸（瘀血阻络证）。

处方：桃仁 10g，红花 10g，丹参 10g，赤芍 10g，川芎 10g，延胡索 10g，香附 10g，青皮 10g，生地黄 20g，当归 10g，桂枝 10g，甘草 10g，

煅龙骨 20g，煅牡蛎 20g。3 剂，水煎服，日两服。

按语：心血瘀阻证通常是指血行不畅，血瘀阻滞心脉，症状以心痛、胸闷心悸、唇舌紫暗，脉细涩或结代等为主，常见于心悸、心痛、胸痹等疾病。心悸频繁发作，会有心痛阵作，唇舌紫暗、脉沉弦或细涩等表现。

心主血脉，心脉瘀阻，心阳被遏，心神失养，故心悸不安。血瘀气滞，心阳被遏，则胸闷不舒。心络挛急，则心痛时作。脉络瘀阻，故见唇甲青紫。舌质紫暗或有瘀斑，脉涩或结代，均为瘀血蓄积，心阳阻遏之征。

治疗方面主要以活血通络、养心安神为主，可配合选择桃红四物汤加桂枝、茯神、党参等调理。虚证治宜补气养心，安神定志为主，可选择养心汤合丹参饮等。

处方中桃仁、红花、丹参、赤芍、川芎活血化瘀；延胡索、香附、青皮理气通脉；生地黄、当归养血和血；加入桂枝、甘草以通阳气；龙骨、牡蛎以镇心神。诸药合用，使心络通畅，则悸痛自止。

【医案 71】张某，女，62 岁，2023 年 9 月 21 日就诊。诉无明显心悸不适，无胸闷，胸背痛，无肩臂放射痛，无乏力，无咳嗽咳痰，纳可，寐安，无腹胀腹痛，大便调，小便可。舌暗，苔白，脉沉。

中医诊断：心悸（肝阳上亢证）。

处方：茯苓 20g，白术 10g，醋香附 20g，郁金 10g，白芍 20g，北柴胡 10g，钩藤 10g，天麻 10g，炒莱菔子 10g，牛膝 10g，葛根 10g，川芎 10g，野菊花 10g，夏枯草 10g，石决明 30g，炒决明子 30g。6 剂，水煎服，日两服。

按语：心悸，是患者自觉心中悸动不安，惊惕不能自控的病证，临床表现多为发作性，常因情绪波动、劳累过度而诱发。心悸发作时，患者可伴有胸闷、气短、失眠、健忘、眩晕、耳鸣等症状。在中医学理论中，心悸的病因病机复杂，涉及心、肝、脾、肾等多个脏腑，以及气血、阴阳的失调。中医治疗心悸，强调辨证施治，根据患者的具体症状和体质，采用不同的治疗策略。现代医学中，心律失常、心功能不全等疾病，以心悸为主要症状者,可参照中医心悸的辨证论治进行治疗。现代医学的诊断技术,如心电图、超声心动图等,可以辅助中医对心悸的病因进行更准确的判断,而中医的辨证施治则可以提供个体化的治疗方案,弥补现代医学在治疗心悸时可能存在的不足。

心悸可分为惊悸与怔忡。惊悸发病,多与情绪因素有关,可由骤遇惊恐,忧思恼怒,悲哀过极或过度紧张而诱发,多为阵发性,病来虽速,病情较轻,实证居多,可自行缓解,不发时如常人。怔忡多由久病体虚,心脏受损所致,无精神等因素亦可发生,常持续心悸,心中惕惕,不能自控,活动后加重,多属虚证,或虚中夹实。病来虽渐,病情较重,不发时亦可兼见脏腑虚损症状。惊悸日久不愈,亦可形成怔忡。

《景岳全书·杂证谟》云:"怔忡之病,心胸筑筑振动,惶惶惕惕,无时得宁者是也……此证惟阴虚劳损之人乃有之,盖阴虚于下,则宗气无根,而气不归原,所以在上则浮振于胸臆,在下则振动于脐旁,虚微者动亦微,虚甚者动亦甚。凡患此者,速宜节欲、节劳,切忌酒色。"

处方为天麻钩藤饮加减,主治肝肾不足,肝阳偏亢,生风化热所致头痛,眩晕,失眠多梦等疾病,或口苦面红,舌红苔黄,脉弦或数等症状。肝阳偏亢,风阳上扰,用天麻、钩藤平肝息风,临床常用于治疗高血压病、急性脑血管病、内耳性眩晕等属于肝阳上亢,肝风上扰者。本方证由肝肾不足,肝阳偏亢,生风化热所致。肝阳偏亢,风阳上扰,故头痛、眩晕;肝阳有余,化热扰心,故心神不安、失眠多梦等。证属本虚标实,而以标实为主,治以平肝息风为主,佐以清热安神、补益肝肾之法。

【医案 72】王某,男,56 岁,2023 年 9 月 21 日就诊。诉间断心悸 1 周,加重 2 天,间断心悸,无胸闷憋气,无胸痛及汗出,无发热及寒战,发作一过性黑矇及晕厥,无口吐涎沫,无咳嗽咳痰,纳寐差,大便干,4～5 天一行。舌质红润,苔白厚,脉沉弦。

中医诊断:心悸(心血瘀阻证)。

西医诊断:冠心病。

处方:炒决明子 30g,生石决明 30g,夏枯草 10g,野菊花 10g,川芎 20g,葛根 10g,莱菔子 10g,川牛膝 10g,木香 10g,大腹皮 10g,天麻 10g，钩藤 10g，柴胡 19g，白芍 20g，郁金 10g，香附 20g。7剂，水煎服，日两服。

按语： 心悸在中医学中被描述为一种患者自觉心脏异常跳动、悸动不安的症状，常伴有惊恐或不能自控的感觉。心悸可由多种因素引起，包括情志波动、劳累过度、饮食不当、体质虚弱等，中医学认为心悸与心、肝、脾、肺、肾等多个脏腑的功能失调有关。中医治疗心悸，主要采用中药、针灸、艾灸、推拿、食疗等方法。中药治疗根据辨证施治的原则，选择相应的方剂，如补血养心的归脾汤，温阳通脉的桂枝甘草龙骨牡蛎汤，清热化痰的温胆汤等。针灸和艾灸可选用内关、神门、心俞等穴位，以调和心神、安神定悸。预防心悸，中医强调调养生活作息，保持心情舒畅，避免过度劳累，饮食宜清淡，少食辛辣刺激性食物，适当运动，增强体质。同时，定期进行身体检查，及时发现和治疗潜在的心脏疾病。《医林改错·血府逐瘀汤所治症目》云："心跳心慌，用归脾、安神等方不效，用此方百发百中。"

正常情况下，心脏以一定范围的频率发生有规律的波动，这种搏动的冲动起源于窦房结，以一定的顺序和速率传导至心房和心室，协调心脏各部位同步收缩、形成一次心搏，周而复始，为正常节律。心律失常是指心脏冲动的频率、节律、起源部位、传导速度或激动次序的异常。其可见于生理情况，更多见于病理性状态，包括心脏本身疾病和非心脏疾病。

处方为天麻钩藤饮加减，患者患有心脉瘀阻之心悸、寐差，本方主治肝肾不足，肝阳偏亢，生风化热所致头痛、眩晕、失眠多梦等疾病，或口苦面红、舌红苔黄、脉弦或数等症状。肝阳偏亢，风阳上扰，用天麻、钩藤平肝息风，临床常用于治疗高血压病、急性脑血管病、内耳性眩晕等属于肝阳上亢，肝风上扰者。本方证由肝肾不足，肝阳偏亢，生风化热所致。肝阳偏亢，风阳上扰，故发作一过性黑矇及晕厥；肝阳有余，化热扰心，故纳寐差等。证属本虚标实，而以标实为主，治以平肝息风为主，佐以清热安神、补益肝肾之法。

【医案 73】 邱某，女，38岁，2023年9月21日就诊。诉阵发心悸不适半年，加重3天，活动后心前区不适，憋气感，无胸痛、肩臂放射痛，无咳嗽咳痰，纳可，寐差，大便调，小便可。舌暗，苔白，脉沉。

中医诊断：心悸（肝郁气滞证）。

处方：香橼 10g，佛手 10g，醋香附 20g，郁金 10g，白芍 20g，北柴胡 10g，醋延胡索 10g，瓜蒌皮 15g，蜜瓜蒌子 15g，炒莱菔子 10g，牛膝 10g，葛根 10g，川芎 10g，野菊花 10g，夏枯草 10g，石决明 30g，炒决明子 30g。7 剂，水煎服，日两服。

按语： 心悸作为中医学的常见症状，其治疗需结合患者的具体症状和体质，采取个性化的辨证论治。通过中药、针灸等传统中医治疗方法，结合现代生活方式的调整，可以有效缓解心悸症状，提高生活质量。在治疗过程中，患者应与医生密切配合，遵循医嘱，以达到最佳的治疗效果。

心悸的诊断：①自觉心中悸动不安，心搏异常，或快速，或缓慢，或跳动过重，或忽跳忽止，呈阵发性或持续不解，神情紧张，心慌不安，不能自主；可见数、促、结、代、涩、缓、沉、迟等脉象。②伴有胸闷不舒，易激动，心烦寐差，颤抖乏力，头晕等症。中老年患者，可伴有心胸疼痛，甚则喘促，汗出肢冷，或见晕厥。③发病常与情志刺激，如惊恐、紧张及劳倦、饮酒、饱食、服用特殊药物等有关。

心悸患者应做心电图检查。心电图是检测心律失常有效、可靠、方便的手段，必要时进行动态心电图、阿托品试验等检查。临床配合测量血压、X 线胸部摄片、心脏超声检查等有助于明确诊断。

《医学衷中参西录·论心病治法》云："有其惊悸恒发于夜间，每当交睫甫睡之时，其心中即惊悸而醒，此多因心下停有痰饮。心脏属火，痰饮属水，火畏水迫，故作惊悸也。宜清痰之药与养心之药并用。方用二陈汤加当归、菖蒲、远志，煎汤送服朱砂细末三分，有热者加玄参数钱，自能安枕熟睡而无惊悸矣。"

处方以疏肝解郁行气为主。延胡索性辛温，行气活血，擅长止痛；莱菔子、香附、佛手、香橼、郁金、柴胡行气解郁；川芎为血中气药，行气活血；白芍敛肝阴，柔肝止痛，辅以牛膝滋补肝肾；野菊花、夏枯草、石决明清肝平肝，助肝气调达；瓜蒌清热理气宽胸。诸药合用，共奏疏肝解郁、活血行气之效。

【医案 74】 石某，女，80 岁，2023 年 9 月 11 日就诊。诉咳嗽咳痰 1 周，周身乏力，无明显心悸不适，无胸闷、胸背痛，无肩臂放射痛，纳可，寐安，无腹胀腹痛，大便调，小便可。舌暗，苔白，脉沉。

中医诊断：心悸（气虚证）。

西医诊断：高血压。

处方：紫苏叶 10g，薏苡仁 10g，山药 30g，豆蔻 22g，净砂仁 16g，木香 10g，姜半夏 9g，桃仁 10g，当归 10g，茯苓 20g，白术 20g，炒莱菔子 10g，石菖蒲 10g，郁金 10g，麸炒苍术 10g，瓜蒌皮 15g，蜜瓜蒌子 15g。7 剂，水煎服，日两服。

按语： 心悸，作为中医内科一种常见病症，主要表现为患者自觉心脏异常跳动、悸动不安，甚至失去正常的跳动节奏，严重时患者感到难以自制。心悸的症状不仅影响患者的身体健康，还可能对其精神状态和日常生活造成重大影响。中医在治疗心悸时，不仅着眼于心脏本身，更注重整体调治，采用多种治疗方法，以达到安神定志、养心安神、活血化瘀、清痰安神等目的。中医治疗心悸，强调辨证施治，根据患者的具体病情和体质，综合运用上述方法，有时还需结合针灸、艾灸、推拿等外治法，以及饮食调理、生活方式调整等，以达到标本兼治、整体调治的目的。心悸每因情志内伤或恐惧而诱发，故患者应经常保持心情愉悦，精神乐观，情绪稳定，避免情志为害，减少发病。居住环境宜安静，避免噪音、突然性的声响等一切不良刺激。室内空气清新，温度适宜，避免外邪侵袭。一般心悸患者宜适当参加活动，有利于调畅气机，怡神养心。但久病或心阳虚弱者以休息为主，避免过劳耗伤心气。保持良好的精神状态，避免情志刺激及思虑过度，有利于心悸的少发或不发。心悸病势缠绵，应坚持长期治疗。获效后亦应注意巩固治疗，可服人参等补气药，改善心气虚症状，增强抗病能力。积极治疗原发证，如胸痹、痰饮、肺胀、喘证、痹证等，对预防心悸发作具有重要意义。

《黄帝内经》虽无心悸或惊悸、怔忡之病名，但已认识到心悸的病因有宗气外泄，心脉不通，突受惊恐，复感外邪等。《丹溪心法·惊悸怔忡》所言："人之所主者心，心之所养者血，心血一虚，神气不守，此惊悸之所肇端也。"

处方以参苓白术散和止嗽散进行加减，方中白术、苍术、茯苓健脾渗湿；辅以薏苡仁健脾化湿，山药健脾涩肠；砂仁芳香醒脾，行气和胃，既助除湿之力，又畅达气机；辅以木香、莱菔子、郁金、紫苏叶行气止痛，使所补之气畅达；石菖蒲开心窍，益心智，为佐药；当归、桃仁、瓜蒌子养血润肠；半夏辛温而燥，功善于燥湿浊而化痰饮，为治疗咳嗽声重之要药。全方配伍，共奏补血养心、益气安神之功效。

【医案 75】 郝某，女，41 岁，2023 年 9 月 11 日就诊。诉失眠多梦1 周，乏力，活动后阵发心悸不适，偶发胸闷憋气，无胸痛，无肩臂放射痛，无咳嗽咳痰，纳可，寐差，多梦，大便调，小便可。舌体紫暗，苔白，有齿痕，脉沉。

中医诊断：心悸（心脾两虚，气虚血瘀证）。

处方：炒莱菔子 10g，木香 10g，薏苡仁 10g，山药 30g，莲子心20g，合欢皮 10g，制远志 10g，柏子仁 10g，炒酸枣仁 10g，茯苓 20g，桂枝 20g，炙甘草 10g，龙眼肉 10g，黄芪 10g，白术 20g，党参片 10g。7 剂，水煎服，日两服。

按语： 心悸，作为中医临床常见病证，以心中急剧跳动、惊慌不安、不能自主为主要表现，发作时患者可能伴随气短、胸闷、乏力、头晕，严重时甚至出现喘促、晕厥等症状。根据病情轻重，心悸可以分为惊悸（病情较轻，偶发或因特定因素诱发）和怔忡（病情较重，持续性发作）两大类。中医药在治疗心悸方面，发挥出标本兼治、远期效果好、不良反应少等显著优势。

治法上，功能性心律失常多由自主神经功能失常所致，临床以快速型多见。辨证多为气阴两虚，心神不安，肝气郁结，治疗以益气养阴，重镇安神，疏肝解郁为法。器质性心律失常，临床以风湿性心脏病、冠心病、病毒性心肌炎为多见。冠心病伴心律失常者以气虚血瘀为主，常用益气活血之法；风心病伴心律失常者，以"通"为主要治则，常用活血化瘀通络之品；病毒性心肌炎伴心律失常者，在益气养阴、活血通阳基础上加用清热解毒之剂。

《济生方·惊悸论治》云："夫惊悸者，心虚胆怯之所致也。"长期忧思不解，心气郁结，阴血暗耗，不能养心而心悸；或化火生痰，痰火扰心，心神失宁而心悸。此外，大怒伤肝，大恐伤肾，怒则气逆，恐则精却，阴虚于下，火逆于上，动撼心神亦可发为惊悸。《素问·平人气象论》云："乳之下，其动应衣，宗气泄也。"《素问·举痛论》云："惊则心无所倚，神无所归，虑无所定，故气乱矣。"

处方补益心脾，益气行瘀。方中黄芪、党参补益元气，合桂枝有调和营卫之意；白术、茯苓健脾渗湿；辅以薏苡仁健脾化湿，山药健脾涩肠；木香、莱菔子行气止痛，既助除湿之力，又畅达气机；莲子心性苦寒，交通心肾；辅以合欢皮、制远志心脾双补；酸枣仁、柏子仁养阴安神；龙眼肉补益心脾，养血安神。全方合用，共奏心脾双补、化瘀理气之功。

【医案 76】马某，男，45 岁，2023 年 9 月 11 日就诊。诉颈部及背部疼痛 1 周，无胸闷，胸背痛，无乏力，无咳痰咳嗽，纳可，寐安，无腹胀腹痛，大便调，小便可。舌暗，苔白，脉沉。

中医诊断：心悸（气滞证）。

处方：茯苓 10g，知母 20g，川芎 10g，首乌藤 10g，合欢皮 10g，制远志 10g，柏子仁 10g，炒酸枣仁 10g，醋香附 10g，郁金 20g，木香 10g，醋延胡索 10g，白芍 10g，北柴胡 20g，桂枝 10g，炙甘草 10g。7 剂，水煎服，日两服。

按语：心悸气滞证是中医临床常见的心悸类型之一，主要由情志不遂、气机郁滞导致。气滞，即气的运行受阻，影响气血的正常流通，导致心悸、胸闷、情绪烦躁等症状。在中医学理论中，心悸气滞证的形成与肝气郁结、心气不足密切相关，治疗时应以疏肝解郁、行气活血、养心安神为原则。治疗心悸气滞证，需从疏肝解郁、调气行血入手，同时养心安神，以达到气血调和、心神安定的目的。常用治疗方法包括中药、针灸、推拿等。

临床上心律失常变化往往比较迅速。一般来说，室性早搏较房性期前收缩病情严重，室性早搏中多源性室早、频发室早、两个室早联发及期前收缩的 R 波落在前一个心动周期的 T 波上，均被认为是危险征象，必须严密观察，及时处理。室性心动过速及室性扑动是严重的心律失常，必须立即处理以防室颤。室颤是快速性心律失常中最为严重的情况，心脏已经失去泵血作用，必须争分夺秒给予除颤。

《不居集·怔忡惊悸健忘善怒善恐不眠》云："心者，身之主，神之舍也。心血不足，多为痰火扰动。"《医学正传·怔忡惊悸健忘证》云："怔忡者，心中惕惕然动摇而不得安静，无时而作者是也；惊悸者，蓦然而跳跃惊动，而有欲厥之状，有时而作者是也。"对惊悸、怔忡的区别与联系有详细的描述。

处方中川芎行气活血，宣痹止痛；香附行气解郁以治气郁；木香、柴胡理气止痛；甘草缓急止痛；首乌藤、柏子仁、酸枣仁可以养心阴、益肝血而宁心安神，为养心安神之要药；白芍养血敛阴，平抑肝阳；辅以延胡索等理气之药效果尤佳；茯苓健脾渗湿，除湿兼顾畅达气机。全方共奏行气活血、理气止痛之功效。

【医案77】张某，女，53岁，2023年9月21日就诊。诉心悸1周，症见：心悸不适，无胸闷、肩背痛，无乏力，纳可，寐欠安，大便调，小便可。舌暗，苔白，脉沉。

中医诊断：心悸。

西医诊断：房颤。

处方：香附20g，郁金10g，桂枝10g，炙甘草10g，白芍20g，柴胡10g，延胡索10g，川芎10g，当归20g，山药20g，茯苓20g，白术10g，莱菔子10g，木香10g，瓜蒌皮15g，瓜蒌子15g。7剂，水煎服，日两服。

按语："心悸"一名首载于《伤寒杂病论》，《金匮要略·惊悸吐血下血胸满瘀血病脉证治》明确提出"惊悸"。历代医家对心悸有不同认识，如清代王清任认为："膈膜以上，满腔皆血，故名曰血府。"其认为，瘀血阻滞心脉，心阳被阻，心失温养，发为心悸。《济生方·惊悸论治》云："夫惊悸者，心虚胆怯之所致也"。《伤寒明理论·悸》曰："其气虚者……由水停心下，心为火而恶水，水既内停，心自不安，则为悸也。"

心房颤动（简称房颤），是一种由心房不规律活动所引起的室上性心律失常，常伴有心功能减弱，是临床上最常见的心律失常之一，根据房颤发作的频率和持续时间，将其分为阵发性房颤、持续性房颤、长程持续性房颤、永久性房颤4种类型。发作时常以心中急剧跳动，惊惶不安，甚则不能自主为典型症状，常伴有头晕、胸闷或胸痛、气短、乏力，甚者出现黑矇、晕厥、多尿等症，属中医学"心悸"范畴。

处方具有宽胸散结，行气利湿之效。方中香附、郁金行气解郁；桂枝、白芍调和营卫；柴胡、延胡索、川芎、当归补血行气止痛；山药、茯苓、白术健脾和胃；莱菔子、木香消食行气；瓜蒌皮、瓜蒌子宽胸散结；甘草调和诸药。

【医案78】张某，女，84岁，2023年9月21日就诊。诉间断心悸1周，症见：心悸不适，无咳痰咳嗽，纳可，寐安，无腹胀腹痛，大便时溏稀，小便可。舌淡，苔白，脉细。

中医诊断：心悸（气血两虚证）。

西医诊断：冠心病。

处方：莲子心10g，柏子仁10g，合欢皮10g，远志10g，酸枣仁10g，豆蔻10g，砂仁10g，川芎10g，炒莱菔子10g，木香10g，薏苡仁30g，山药20g，茯苓10g，白术10g，桂枝10g，炙甘草10g。14剂，水煎服，日两服。

按语：在中医学里，"心悸"既可作为病名，又可作为症状。为病名时，"心悸病"是由于气血阴阳亏虚、瘀血痰饮阻滞心脉，临床表现为自觉心中悸动不安，且常伴有胸痛、胸闷、气短、乏力等症状。为症状时，"心悸"是指患者自觉心中跳动不安、惊慌不能自主的一种自身感受，既是心悸病的主症，又可以是其他疾病的相关伴随症状。"惊、悸"病名定义首见于《金匮要略》，张仲景言："动则为惊，弱则为悸。"

冠心病是临床较为常见的一种心血管疾病，冠状动脉是一种向心脏提供血液的动脉，当患者血管内皮功能遭受破坏失调后，血液中的脂质不断沉积，从而引起动脉内膜灶增厚，或其成分坏死，促进粥样物形成，冠状动脉粥样硬化形成引起患者管腔内狭窄、闭塞，进而造成心肌缺氧缺血或者坏死，引发患者出现胸痛、胸闷等不适症状，而形成一种缺血性心脏病。

本案患者年事较高，机体素虚，脾气不足，生化乏源，可致心失血养，心神不宁，而见心悸，大便溏稀为脾气虚之表现，处方为归脾汤加减。莲子心、柏子仁、合欢皮、远志、酸枣仁宁心安神；豆蔻、砂仁温中行气；川芎、莱菔子、木香行气，使补而不滞；薏苡仁、山药、茯苓、白术益气健脾；炙甘草益气并调和诸药。诸药共行益气安神，补气养心之功。

【医案 79】范某，男，79 岁，2023 年 9 月 21 日就诊。诉阵发心悸、眩晕 4 天。症见：心悸不适，偶发眩晕，易跌倒，无胸闷、胸背痛，无乏力，纳可，寐安，大小便可。舌淡，苔白，脉细。

中医诊断：心悸（气阴两虚证）。

西医诊断：冠状动脉支架置入后状态。

处方：玄参 10g，麦冬 10g，生地黄 10g，香附 20g，郁金 10g，白芍 20g，柴胡 10g，川芎 10g，延胡索 10g，莱菔子 10g，茯苓 20g，白术 10g，桂枝 10g，薤白 10g，瓜蒌子 15g，瓜蒌皮 15g。7 剂，水煎服，日两服。

按语：心悸是指患者以自觉心中悸动，惊惕不安，甚者不能自主为主的一种病证，又名"心忪""忪悸"等，临床可见"惊悸"与"怔忡"两种形式。心悸的病位不仅局限于心，还可与肝、胆等脏腑有关。病性分虚、实及虚实错杂，虚者集中于气血阴阳的虚耗，实者常与瘀血、痰浊等病理产物相关。《素问·三部九候论》曰："参伍不调者病……其脉乍疏乍数，乍迟乍疾者，日乘四季死。"最早认识到心悸与疾病预后的关系。

冠状动脉支架置入术能够有效处理冠状动脉的病变，缓解患者的病情，改善其生活质量，但并不能对病因及发病机制进行干预及治疗，也不能防止其他部位冠状动脉内新发病变的形成，对于已发生损害或坏死的心肌细胞也无直接治疗作用，所以冠心病患者即使接受了冠状动脉支架置入术，其术后的心血管事件的再次发生率仍高于正常人。因此，这样的问题不容小视。

临床对于气阴两虚型心悸当以益气养阴，生津养心为治疗原则。方中玄参、麦冬滋阴清热；生地黄滋阴补血，滋养心脉；香附、郁金、柴胡疏肝；白芍柔肝养阴；川芎、延胡索活血行气；莱菔子降气；茯苓、白术健脾宁心；桂枝温通经脉；薤白、瓜蒌皮、瓜蒌子宽胸散结。诸药合用，行益气养阴、生津养心之功。

【医案80】张某，女，75岁，2023年9月21日就诊。诉间断发热1周，症见：间断发热，以头面部发热为甚，无胸闷、胸背痛，无乏力，纳可，寐安，无腹胀腹痛，大小便可。舌暗，苔白，脉沉。

中医诊断：心悸（阴虚火旺证）。

处方：牡丹皮10g，玄参10g，白术10g，茯苓20g，白芍20g，柴胡10g，生地黄20g，麦冬30g，莱菔子10g，牛膝10g，葛根10g，川芎10g，野菊花10g，夏枯草10g，石决明30g，决明子30g。7剂，水煎服，日两服。

按语：心悸是指阴阳失调，气血失和，心神失养，心中悸动不安，甚则不能自主的一类病证。临床多呈阵发性，每因情绪波动或劳累过度而发，发作时常伴不寐、胸闷、气短，甚则眩晕、喘促、心痛、晕厥。病情较轻者为惊悸，病情较重者为怔忡。汉代以后，诸医家不断补充并完善心悸的病因、病机、治法方药。明代虞抟《医学正传·怔忡惊悸健忘证》提出："怔忡者，心中惕惕然，动摇而不得安静，无时而作者是也；惊悸者，蓦然而跳跃惊动，而有欲厥之状，有时而作者是也"。

心悸归属于现代医学中由各种原因引起的心律失常。心律失常是心血管疾病中重要的一组疾病，指患者心脏活动缺血或缺氧使心肌代谢障碍导致心脏搏动频率及节律出现异常，最典型的临床症状是心悸、胸闷、头晕、疲惫无力等，其体征为心脏不规则跳动，导致心前区不适。随着人们生活环境、生活方式及饮食方式的不断变化，心律失常发病率也在逐年上升，这对患者的日常生活和工作有着非常不利的影响，因此需要采用有效的治疗方法来进行预防和治疗。

处方中牡丹皮、玄参清热凉血；白术、茯苓利水渗湿；柴胡疏肝退热；白芍、生地黄、麦冬滋补肝肾之阴；牛膝活血祛瘀；莱菔子、川芎行气活血；野菊花、夏枯草、石决明、决明子清肝泻火，平抑肝阳。诸药合用，共奏平肝潜阳、滋补肝肾之功。

【医案 81】 赵某，女，62 岁，间断心慌 10 余年，加重半年。症见：神清，精神可，间断胸闷心悸，活动后加重，伴汗出，无心前区及背部疼痛，时有头晕，无头痛，无发热，无恶心呕吐，无咳嗽咳痰，纳寐可，二便调。面色红润，形体适中，舌质暗紫，苔润，苔色黄腻，语声正常，气息平和，脉象弦数。

中医诊断：心悸（阴虚火旺证）。

处方：炙甘草 10g，桂枝 10g，白术 10g，茯苓 20g，酸枣仁 20g，柏子仁 10g，远志 10g，合欢皮 10g，莲子心 10g，知母 10g，川芎 10g，山药 20g，柴胡 10g，白芍 20g，郁金 10g，香附 20g。

按语： 心悸病在现代医学中无此称谓，与"心慌"等同，多为窦性心动过快、窦性心动过缓、房性期前收缩、室性期前收缩、房颤等多种疾病的临床症状，常伴有胸闷、乏力等症状。老年患者多因冠心病、高血压等基础疾病导致，多具有心肌缺血等器质性疾病，缠绵不愈，反复发作的特点。中青年患者多无器质性心脏病，发病以阵发性、功能性为主，现代医学将具有家族早发猝死史作为独立危险因素，更加重视基因遗传性离子通道病的基因筛查。中老年女性因围绝经期多种激素紊乱，更易出现心慌、汗出、胸闷等症状，在排除器质性心脏病的前提下，统称为围绝经期综合征。现代医学对心悸症状的治疗，以明确病因为基础，根据危险评估，确定治疗方案，因治心律失常药物多具有致心律失常作用，故以心理疏导等非药物治疗为主，但对患者症状改善不佳。

心悸首见东汉张仲景《伤寒论》及《金匮要略》两部著作中，提出了"心下悸""心动悸""心中悸""惊悸"等病名。唐代孙思邈在《备急千金要方·心脏脉论》提出因虚致悸的认识："阳气外击，阴气内伤，伤则寒，寒则虚，虚则惊掣心悸，定心汤主之。"《普济方·心脏门》中提出了怔忡之名："夫怔忡者，此心血不足也。"至此，惊悸、怔忡之名正式确立。元代朱丹溪又提出了血虚致病的理论，认为惊悸与怔忡均由血虚所致，并强调了痰的致病作用。《丹溪心法·惊悸怔忡》云："惊悸者血虚，惊悸有时，以朱砂安神丸。""怔忡者血虚。怔忡无时，血少者多；

有思虑便动，属虚，时作时止者，痰因火动。""肥人属痰，寻常者多是痰。"明代虞抟《医学正传·怔忡惊悸健忘证》对惊悸、怔忡两者的区别作了具体叙述，即"怔忡者，心中惕惕然，动摇而不得安静，无时而作者是也；惊悸者，蓦然而跳跃惊动，而有欲厥之状，有时而作者是也"。

本案处方运用炙甘草汤合柴胡疏肝散加减，炙甘草汤出自《伤寒论·辨太阳病脉证并治》，"伤寒，脉结代，心动悸，炙甘草汤主之"。炙甘草汤又称复脉汤，有滋阴养血、益气温阳、复脉定悸的功用，主治气阴亏虚之心悸、脉结代者，实乃益气阴、定心悸的妙方。《本草蒙筌》认为炙甘草"大补血衰，倍滋肾水"。本案用炙甘草以建中，滋化源，和阴阳；桂枝温心阳以化阴血；白术健脾益气，燥湿利水；茯苓利水渗湿，健脾，宁心安神；酸枣仁养心补肝，宁心安神，敛汗生津；柏子仁养心安神，润肠通便，止汗；远志安神益智，交通心肾，祛痰，消肿；合欢皮解郁安神，活血消肿；莲子心清心安神，交通心肾；知母清热泻火，滋阴润燥；川芎行气开郁，活血止痛；山药健脾益胃；柴胡疏肝理气，活血止痛；白芍可柔肝止痛，平抑肝阳；香附疏肝解郁，理气宽中，调经止痛；郁金活血止痛，行气解郁，清心凉血。

【医案 82】陈某，女，59 岁，2023 年 7 月 2 日因"间断心慌胸闷 5 年余，加重伴乏力 1 周"入院。5 年前患者无明显诱因出现心慌胸闷伴周身乏力，遂就诊于外院，查心电图示"心房颤动"，平素口服"酒石酸美托洛尔 37.5mg，每日 2 次"，1 年前患者因心慌、胸闷于我科住院，以抗凝，降压，稳定心室率，改善循环及抗焦虑治疗为主，予"环磷腺苷注射液、丹红注射液、苯磺酸氨氯地平、劳拉西泮片等"药物治疗，病情好转后出院，出院诊断为"阵发性心房颤动；安装心脏起搏器；肥厚型梗阻性心脏病；冠心病，心功能Ⅱ级；高血压Ⅱ级；慢性胃炎；结肠腺瘤样息肉病；胆囊息肉；焦虑状态；类风湿关节炎；血糖升高；肾功能不全；腰椎间盘突出；子宫腺肌瘤"。1 周前患者出现心慌胸闷加重，未诉心前区及背部疼痛，周身乏力，遂就诊于我院门诊，为求进一步系统治疗收入我科。症见：神清，精神可，间断心慌、胸闷，伴周身乏力，无明显心前区及背部疼痛，偶有头晕头痛，无视物旋转，无恶寒发热，无恶心呕吐，无腹痛腹胀，双手关节肿大伴轻度变形，间断性疼痛，遇阴雨天疼痛加重，纳差，寐差，小便正常，大便干，需药物辅助排便。

中医诊断：心悸（阴虚火旺证）。

西医诊断：心房颤动。

处方：炙甘草 10g，桂枝 10g，莱菔子 10g，木香 10g，酸枣仁 20g，柏子仁 10g，远志 10g，合欢皮 10g，莲子心 10g，川芎 10g，白术 10g，茯苓 20g，柴胡 10g，白芍 20g，首乌藤 10g。

按语：心房颤动是一种伴有不协调的心房电激动和无效心房收缩的快速室上性心律失常。房颤的心电图特征包括 P 波消失，代之以形态和振幅均变化不定、大小不一的 f 波；QRS 波形态正常；RR 间期绝对不规则（当房室传导功能未受损时）。房颤的症状包括心悸、疲劳、头晕、胸闷、呼吸急促等。部分房颤患者可能症状不明显，但仍然存在脑卒中、心力衰竭等风险。

中医学认为，心房颤动属于中医学"心悸""胸痹""怔忡"等范畴，轻者为惊悸，重者为怔忡，均为持续性，该疾病多因气虚、阴虚、血虚而致，病位在心，病因与肝、肾、脾、肺等功能失调有关，治疗应以养血复脉，益气养阴为主。

处方运用炙甘草汤加减。炙甘草汤出自《伤寒论·辨太阳病脉证并治》，"伤寒，脉结代，心动悸，炙甘草汤主之"。炙甘草汤又称复脉汤，有滋阴养血、益气温阳、复脉定悸的功用，主治心之气阴亏虚之心悸、脉结代者，实乃益气阴、定心悸的妙方。《本草蒙筌》认为炙甘草"大补血衰，倍滋肾水"。本案用炙甘草以建中气，滋化源，和阴阳；桂枝温心阳以化阴血；莱菔子消食除胀，降气化痰；木香行气止痛，温中和胃；酸枣仁养心补肝，宁心安神，敛汗生津；柏子仁养心安神，润肠通便，止汗；远志安神益智，交通心肾，祛痰，消肿；合欢皮解郁安神，活血消肿；莲子心清心安神，交通心肾；川芎行气开郁，活血止痛；白术健脾益气，燥湿利水，止汗；茯苓利水渗湿，健脾，宁心安神；柴胡疏肝理气，活血止痛；白芍可柔肝止痛，平抑肝阳；首乌藤养心安神，祛风，通络。

【医案 83】徐某，女，29 岁，2023 年 7 月 8 日因"间断心悸 4 天"入院。4 天前患者中午喝咖啡后，午后出现阵发性心悸，发作时伴呼吸浅快、双手麻、手抖、头晕、眼前一过性黑矇，无晕厥，由"120"接诊至外院急诊，查心电图提示窦性心律，未见明显异常。心脏彩超：心脏结构、血流未见异常。心功能未见异常。血常规、电解质、肾功能未见明显异常。静脉予丹参注射液后离院。当日夜间患者仍间断不适。2 天前患者再次发作心悸，发作时症状同前，自服 4 粒速效救心丸，10 分钟后自觉症状逐渐减轻，再次就诊至外院急诊，建议转诊心身科治疗。昨日患者就诊于我院心身科，予"劳拉西泮 5mg，每日 2 次（未服药）"及中药汤剂。患者服用中药汤剂后，出现恶心干呕，冷汗出。为求系统诊治，遂今日就诊于我科门诊，并由门诊收入我病区。症见：患者神清，精神可，间断心悸，发作时呼吸浅快、双手麻、手抖、头晕、眼前一过性黑矇，无晕厥，纳少，食欲差，寐安，二便可。舌质红，少苔，语声正常，气息平和，脉象弦细。

中医诊断：心悸（阴虚火旺证）。

处方：炙甘草 10g，桂枝 10g，黄连 10g，莲子心 10g，知母 10g，丹参 10g，白术 10g，茯苓 20g，焦三仙各 30g，鸡内金 15g，木香 10g，陈皮 10g，柴胡 10g，白芍 20g，郁金 10g，香附 20g。

按语：根据患者症状、舌象及脉象，中医诊断为心悸，辨证为阴虚火旺证。阴虚不能制阳，火旺扰心，导致心悸不安。患者症状可能与心理因素、咖啡因摄入、自主神经功能失调等有关。处方基于炙甘草汤合丹参饮加减，旨在滋阴养血，清热泻火，疏肝理气，安神定悸。炙甘草补中益气，和中缓急；桂枝温通心阳，助心气；黄连清热泻火，除烦止呕；莲子心清心安神，交通心肾；知母清热泻火，滋阴润燥；丹参活血祛瘀，清心安神；白术健脾益气，燥湿利水；茯苓利水渗湿，健脾，宁心安神；焦三仙、鸡内金助消化，适用于消化不良；木香行气止痛，调中和胃；陈皮理气健脾，燥湿化痰；柴胡疏肝解郁，升阳举陷；白芍柔肝止痛，平抑肝阳；郁金活血止痛，行气解郁；香附疏肝解郁，理气宽中。此方通过清热泻火、滋阴养血、疏肝理气、健脾和胃等综合调理，旨在改善患者阴虚火旺的症状，特别是心悸、手抖、头晕等症状。该处方针对患者阴虚火旺的体质特点，通过多味药材的协同作用，旨在调和气血，清热泻火，滋阴养血，以达到治疗心悸的目的。但需密切观察患者反应，尤其是消化系统症状，必要时调整治疗方案，确保安全有效。同时，考虑患者曾有恶心干呕反应，遂处方中增加了焦三仙和鸡内金以助消化，减少不适。

【医案84】方某，女，34岁，2023年10月2日就诊。诉无明显诱因出现胸背部疼痛不适1周，偶胸闷憋气，纳可，寐安，二便可。舌质暗，苔薄白，脉沉细涩。

中医诊断：心悸（气虚血瘀证）。

处方：莲子心10g，首乌藤10g，桂枝10g，合欢皮10g，制远志10g，柏子仁10g，炒酸枣仁10g，醋香附20g，郁金10g，白芍20g，北柴胡10g，川芎10g，茯苓20g，白术10g，醋延胡索10g，瓜蒌皮15g，蜜瓜蒌子15g。7剂，水煎服，日两服。

按语：心悸气虚血瘀证，中医病证名，指心气虚弱，运血无力，心脉瘀阻，以心悸气短，胸闷心痛，精神疲倦，面色紫暗，舌淡紫，脉弱而涩等为常见症状。常见于心悸，胸痹，肺胀等疾病中。

心悸证候特点多为虚实夹杂，虚者指脏腑气血阴阳亏虚，实者多指痰饮、瘀血、火邪之类。辨证时，要注意分清虚实的多寡，以确定治疗原则。

对心悸的临床辨证应结合引起心悸原发疾病的诊断，以提高辨证准确性，如功能性心律失常所引起的心悸，常表现为心率快速型心悸，多属心虚胆怯，心神动摇；冠心病心悸，多为气虚血瘀，或由痰瘀交阻而致；风心病引起的心悸，以心脉痹阻为主；病毒性心肌炎引起的心悸，多由邪毒外侵，内舍于心，常呈气阴两虚，瘀阻络脉证。

处方以莲子心清心降火，养心安神；桂枝、白芍调和营卫，使阴阳自得；柏子仁、酸枣仁养心补血，宁心安神；再以川芎配延胡索活血行气，祛风止痛；佐以郁金、香附，调畅气机，缓解胸闷不适之感。患者身体尚可，故多予调和疏通之法。

【医案 85】王某，男，44 岁，2023 年 9 月 30 日就诊。诉间断心慌伴失眠，乏力，夜眠欠安，纳可，二便可，舌质暗红，苔薄白，脉细弱。

中医诊断：心悸（气血两虚证）。

处方：炙甘草 10g，知母 10g，莲子心 10g，白芍 20g，北柴胡 10g，合欢皮 10g，制远志 10g，柏子仁 10g，炒酸枣仁 20g，炒莱菔子 10g，桂枝 10g，木香 10g，薏苡仁 30g，山药 20g，茯苓 20g，白术 10g。14 剂，水煎服，日两服。

按语：气血两虚证，中医病证名，指气血亏虚，形体失养，以神疲乏力，气短懒言，面色淡白或萎黄，头晕目眩，唇甲色淡，心悸失眠，舌淡脉弱等为常见症的证候。常见于虚劳、眩晕、心悸怔忡、痿证、不寐、月经不调和各种血证中。

气血亏虚，不能上荣于头面，故头晕目眩，面色淡白或萎黄；气虚，形神失养，故少气懒言，乏力自汗；心主血藏神，血虚心神失养，故心悸失眠；气血不足，肌肤失养，故唇爪无华；舌淡嫩，苔薄白，脉细弱为气血不足之征象。

此病由于思虑过度，或在亡血之余，心脾气血两虚，不能奉养心主，而发为心悸，并伴有周身无力，饮食不馨，精神恍惚、甚或健忘等症。其脉濡缓无力，面、舌色白，而天然不泽。治当温补心脾，气血两顾。

处方以炙甘草、山药、茯苓、白术、薏苡仁共同配伍以补脾气，脾气充足，不至子盗母气，不会累及心气心血；再以桂枝通心阳，白芍、知母益心阴；柏子仁、酸枣仁养心血，心气心血充足，心阴心阳不虚，患者自然安眠，诸症皆消。此方从中医五行角度出发，巧妙理解心与脾的火土母子关系，先安未受邪之地，与《金匮要略》中仲景先师"见肝之病，知肝传脾，当先实脾"的理念有异曲同工之妙。

【医案 86】张某，女，75 岁，2023 年 9 月 28 日就诊。诉间断发热 1 周。1 天前突发血压升高，收缩压升高 15mmHg，发热后加重明显，以面部、头部发热明显，无明显心悸不适，无胸闷、胸背痛，无肩臂放射痛，无乏力，无咳嗽咳痰，纳可，寐安，无腹胀腹痛，大便调，小便可。舌暗，苔白，脉沉。

中医诊断：心悸（阴虚火旺证）。

处方：牡丹皮 10g，玄参 10g，白术 10g，茯苓 20g，白芍 20g，北柴胡 10g，生地黄 20g，麦冬 30g，炒莱菔子 10g，牛膝 10g，葛根 10g，川芎 10g，野菊花 10g，夏枯草 10g，石决明 30g，炒决明子 30g。7 剂，水煎服，每日 2 次。

按语： 心悸病作为以心慌为主要特征的中医内科疾病之一，以老年人群发病居多。在当下生活节奏加快、竞争激烈、精神高度紧张的环境下，心悸的发病率一直维持在较高水平，成为中医心血管疾病的重点防治对象。中医药在心悸病防治方面有着独特的优势和疗效。

惊悸多与情绪因素相关，如骤遇惊恐、忧思恼怒、悲哀过极或过度紧张等，可诱发心悸。发作多为阵发性，病情较轻，实证居多，发作后可自行缓解。病来虽速，但患者在不发时如同常人，生活基本不受影响。因情志因素引发者，治疗应注重情志调摄，辅以疏肝解郁、安神定志的药物。怔忡多由久病体虚，心脏受损所致，即使无精神因素刺激，也可发作持续性的心悸，病情较重，多属虚证，或虚中夹实。患者心中常有持续的惕惕不安感，不能自控，活动后症状加重。不发时亦可见脏腑虚损的症状，如乏力、面色苍白、气短等。治疗以补虚为主，如滋阴养血、温阳益气，同时注意休息，避免过度劳累。惊悸与怔忡虽同属心悸范畴，但其病因、病机及临床表现各有侧重，治疗上亦应区别对待。惊悸侧重情志调摄与安神定志，怔忡则需注重补虚与调养。在具体治疗时，需根据患者的具体病情，结合辨证施治的原则，制订个体化的治疗方案，以达到最佳的治疗效果。

处方以滋阴清火，养心安神为主，方中川芎为血中气药，行气活血；白芍敛肝阴，柔肝止痛，辅以牛膝滋补肝肾；茯苓、白术健脾渗湿，除湿兼顾畅达气机；莱菔子行气解郁；野菊花、夏枯草、石决明、决明子清肝平肝，助肝气调达；葛根助君药发散风寒，解肌舒筋。方中玄参甘咸性寒，滋阴降火，泄热软坚，麦冬、生地黄甘寒质润，助君药滋阴增液，泄热降火，三药相合即增液汤。牡丹皮清相火，治疗虚阳浮动。

【医案 87】贾某，女，57 岁，2023 年 9 月 23 日就诊。诉间断心前区不适连及后背疼痛，活动后不适，无胸闷，胸背痛，无肩臂放射痛，无乏力，无咳嗽咳痰，纳可，寐安，无腹胀腹痛，大便调，小便可。舌暗，苔白，脉沉。

中医诊断：心悸（肝气郁滞证）。

处方：合欢皮 10g，制远志 10g，柏子仁 10g，炒酸枣仁 20g，茯苓 10g，白术 20g，香橼 10g，佛手 10g，醋香附 10g，郁金 20g，白芍 10g，北柴胡 20g，醋延胡索 10g，栀子 10g，蜜瓜蒌子 15g，瓜蒌皮 15g。7 剂，水煎服，日两服。

按语：心悸病名最早见于汉代，唐代孙思邈《备急千金要方·心脏脉论》认为"阳气外击，阴气内伤，伤则寒，寒则虚，虚则惊掣心悸"。心主血脉，心气不足则血液无以化生，行血无力；肝主藏血，肝脏藏血量充足，可以濡养肝体，涵养肝木。心失所养，心血不足而致惊悸不安为基础，肝体阴而用阳，肝阴血不足，不足以濡养肝木故而肝阳偏亢，肝阳上亢，肝火内炽发为心悸。从五脏关系上讲，心、肝易为火动，火扰则心悸动，心主神明，肝主疏泄，在情志活动的调节中，心与肝发挥着重要作用。心火与肝火母子相及，相互影响，肝气郁结，气机不畅或肝火上炎致气血逆乱，火扰心神而发心悸。心肝两脏生理上相互为用，共同主宰人之情志，维持气血正常运行。肝有所藏，血运通畅，则心血充盈；肝气条达，疏泄有度，则心神健旺。处方具有疏肝解郁，健脾养心之效。方中合欢皮、远志、柏子仁、酸枣仁养心安神，茯苓、白术健脾利湿，香橼、佛手、香附、郁金、柴胡疏肝解郁，白芍柔肝，延胡索活血行气，栀子清热泻火，瓜蒌皮、瓜蒌子宽胸散结。诸药配伍，共奏疏肝解郁、健脾安神之功。

正常情况下，心脏以一定范围的频率发生有规律的波动，这种搏动的冲动起源于窦房结，以一定的顺序和速率传导至心房和心室，协调心脏各部位同步收缩，形成一次心搏，周而复始，为正常节律。心律失常是指心脏冲动的频率、节律、起源部位、传导速度或激动次序的异常。其可见于生理情况，更多见于病理性状态，包括心脏本身疾病和非心脏疾病。

【医案88】尚某，女，53岁，2023年9月28日就诊。诉阵发心悸2年余，无眩晕，活动后心慌加重，无恶心呕吐，无胸闷胸痛，无胸闷憋气，无咳嗽，纳可，寐安，大便调，小便可。舌暗，苔白，脉沉。

中医诊断：心悸（肝阳上亢证）。

处方：醋香附20g，郁金10g，白芍20g，北柴胡10g，茯苓20g，白术10g，蜜瓜蒌子15g，瓜蒌皮15g，炒莱菔子10g，牛膝10g，葛根10g，川芎10g，野菊花10g，夏枯草10g，石决明30g，炒决明子30g。7剂，水煎服，日两服。

按语：心悸是以自觉心中悸动，惊惶不安，甚则不能自主为主要临床表现的一种病证，相当于现代医学的各种心律失常、心脏神经官能症、心功能不全等具有心悸临床表现的疾病。心悸病因多与体质虚弱、劳欲过度、七情内伤、感受外邪或药食不当等有关，《黄帝内经》对其病因病机已有一定认识。如《素问·平人气象论》云："乳之下，其动应衣，宗气泄也。"《素问·举痛论》云："惊则心无所倚，神无所归，虑无所定，故气乱矣。"

高血压是一种以体循环动脉血压持续升高为特征的心血管综合征，动脉压的持续升高可导致靶器官如心脏、肾脏、脑和血管的损害。高血压分为原发性高血压和继发性高血压。原发性高血压占高血压的95%以上，是一种以血压升高为主要临床表现，而病因尚未明确的独立疾病。继发性高血压，又称症状性高血压，是指由某些确定的疾病和原因引起的血压升高，高血压只是该病的临床表现之一，占高血压的5%以下。

处方以平抑肝阳为主，茯苓、白术健脾化湿；莱菔子、香附、郁金、柴胡行气解郁；川芎为血中气药，行气活血；白芍敛肝阴，柔肝止痛，辅以牛膝滋补肝肾；葛根味辛性凉入阳明，外解肌热，内清郁热；野菊花、夏枯草、石决明、决明子清肝平肝，助肝气调达；瓜蒌甘寒入肺，善于涤痰散结，清热理气宽胸。诸药合用，共奏疏肝解郁、活血行气之效。

【医案89】郝某，女，42岁，2023年9月21日就诊。诉阵发性心慌伴喘促2周。症见：阵发心悸不适，活动后憋气喘促，双上肢麻木，以左侧为甚，饮食后腹胀，无腹痛，纳可，寐安，大便干燥，小便可。舌暗，苔白，脉沉。

中医诊断：心悸（心脾气虚证）。

处方：赭石30g，旋覆花10g，半夏9g，莱菔子10g，大腹皮10g，木香10g，郁李仁10g，火麻仁10g，厚朴10g，枳实10g，桃仁10g，当归20g，茯苓20g，白术10g，延胡索10g，炙甘草10g。7剂，水煎服，日两服。

二诊：患者阵发心悸不适症状有所好转，双上肢麻木，以左侧为甚，无胸闷、胸背痛，无肩臂放射痛，无乏力，饮食后腹胀，无腹痛，无咳嗽咳痰，纳可，寐安，大便干燥，小便可。舌暗，苔白，脉沉。

处方：煅赭石10g，旋覆花15g，姜半夏18g，炒莱菔子10g，大腹皮10g，木香10g，郁李仁10g，火麻仁10g，姜厚朴10g，麸炒枳实10g，桃仁10g，当归20g，茯苓10g，白术20g，醋延胡索10g，炙甘草10g。7剂，水煎服，日两服。

按语：心悸，首次记载于东汉张仲景之书《金匮要略》，也被称为"心中悸""心下悸""惊悸"等，其后多沿袭此病名。轻者称为惊悸，重者称为怔忡。在《黄帝内经》和《伤寒论》中，有许多经典条文可表明，七情内伤也是心悸重要的发病原因。《金匮要略·痰饮咳嗽病脉证并治》认为："食少饮多，水停心下，甚者为悸。"清代吴澄在《不居集·怔忡惊悸健忘善怒善恐不眠》云："心者，身之主，神之舍也。心血不足，多为痰火扰动。"

心悸病位在心，与肝脾肺肾均相关，其中与脾最为密切。五脏之中，心为君主之官，神明出焉，脏腑百骸，唯所是命，任治于物。五脏六腑，十二经脉十五络脉，九窍五官皆依赖其血液之润养，体现了心脏在脏腑经脉中的重要地位。脾胃为"后天之本"，气血生化之源，气机升降之枢纽，主运化水谷精微，若后天失养，饮食失常，则脾气血易受损，进而累及他脏，变生他病。

旋覆代赭汤原方中代赭石、旋覆花降逆，半夏、生姜辛开，人参、大枣、炙甘草甘补，能够调和脾胃，扶正祛邪。本案处方加入莱菔子、大腹皮、木香行气降气，郁李仁、火麻仁润肠通便，厚朴、枳实燥湿理气，桃仁、当归、延胡索活血，茯苓、白术健脾利湿。

眩晕

【医案 90】安某，男，70 岁，2023 年 7 月 19 日就诊。诉间断头晕30 年，加重伴一过性晕厥 2 小时。症见：时有头晕，双手麻木，无头痛，无心前区及背部疼痛，无心悸，无咳嗽咳痰，无反酸胃灼热，纳可，寐可，二便正常。舌质淡，苔薄白，脉细弱。

中医诊断：眩晕（气血亏虚证）。

西医诊断：阵发性脑缺血，高血压性眩晕。

处方：党参 10g，白术 10g，山药 20g，茯苓 20g，桂枝 10g，木香10g，柴胡 10g，白芍 20g，郁金 10g，香附 20g，延胡索 10g，莱菔子10g，甘草 10g，薏苡仁 30g，白扁豆 20g，川芎 10g。

按语：此患者患病日久而耗气伤血，因气为血之帅，血为气之母，气虚则无以行血，血虚则气无以生，气血亏虚，血无以上荣头目，导致出现阵发性眩晕。舌质淡，苔薄白，脉细弱，证属气血亏虚。

《素问·至真要大论》云："诸风掉眩，皆属于肝。"情志失调导致肝气郁结，脏腑失调的内因，加上过劳、饮食不节的外因，皆可导致肝肾之阴不足。根据中医学理论，阴虚则阳亢。根据五行相克关系，肾属水，肝属木，肾阴不足，水不涵木，则肝失濡养，肝阳上亢，上扰清窍，发为眩晕。赵英强教授根据疾病发生发展过程中本身正虚、邪实程度，以及兼证的变化，根据不同归经的中药进行配伍。由于眩晕病病位在肝，累及他脏，在临床治疗时以平肝潜阳为主。因此，该方在基础方归脾汤益气补血，健脾养心安神的基础上，加入郁金、香附等疏肝理气药。正如《类证治裁·眩晕论治》所述："良由肝胆乃风木之脏，相火内寄，其性主动主升。或由身心过动，或由情志郁勃；或由地气上腾，或由冬藏不密；或由高年肾液已衰，水不涵木……以致目昏耳鸣，震眩不定。"眩晕的基本病机是脏腑阴阳失调，赵英强教授在平肝潜阳、滋水涵木的同时补养肝血、养心安神，是为正治。

【医案 91】龚某，男，70 岁，2023 年 7 月 25 日就诊。诉间断头晕50 余年，加重伴一过性意识丧失 1 天。症见：神清，间断头晕，无头痛，一过性意识丧失，数秒后恢复，醒后如常，无恶心呕吐，无二便失禁，未遗留言语及肢体活动不利，无饮食水呛咳，无明显心前区及后背部疼痛，无胸闷憋气，无发热恶寒，偶有咳嗽咳痰，痰少色黄，纳少，寐可，小便可，大便干。舌质暗红，苔厚，苔色黄，语声正常，气息平和，脉弦。

中医诊断：眩晕（气血两虚证）。

西医诊断：晕厥待查。

处方：党参 10g，桂枝 10g，白术 10g，茯苓 20g，黄芪 20g，甘草10g，山药 20g，生薏苡仁 30g，莱菔子 10g，木香 10g，柴胡 10g，白芍20g，郁金 10g，香附 20g，当归 20g，桃仁 10g，白扁豆 20g。

按语：晕厥是指一过性全脑血液低灌注导致的短暂意识丧失，发病突然，常因伴随跌倒致伤、致残，而增加死亡风险。由于病因复杂，且不同病因预后差异很大，故晕厥的诊断一直是极具挑战的临床问题。

眩晕的中医诊断名称可以直接称为"眩晕"，也可以称为"眩冒"。眩即目眩，眼花缭乱，轻者如坐舟车，发作的时间短暂，平卧闭目片刻即安，重者即觉天旋地转，不能站立，有时恶心，甚至晕倒；晕是指感觉自身或外界景物旋转，二者常同时出现，故统称为眩晕。眩晕见于《灵枢·海论》，载："髓海不足，则脑转耳鸣，胫酸眩冒。"眩晕的病理因素可归结为风、火、痰、瘀、虚。虽然眩晕病因复杂多样，但从其基本病理变化上看，大多可归为虚实两端。虚证以髓海不足，气血亏虚，清窍失养为主要病机；实证则以风火痰瘀，清空受扰为主要病机。这种虚实两端的病理变化反映了机体内在的阴阳失衡。

处方选用归脾汤加减，以补益气血，调养心脾。加用桂枝温通经脉，助阳化气，平冲降气；山药健脾益胃；生薏苡仁健脾祛湿；莱菔子消食除胀，降气化痰；木香行气止痛，温中和胃；柴胡和解表里，疏肝升阳；白芍、郁金、香附疏肝理气；桃仁活血祛瘀，润肠通便；白扁豆健脾化湿。

【医案 92】 刘某，女，68 岁，2023 年 7 月 15 日就诊。诉间断头晕头胀 10 余年，加重 2 天。症见：神清，精神一般，间断头晕头胀，伴眼部充血，眼干眼涩，口苦，反酸胃灼热，时有周身疼痛，时有左侧颈部疼痛，无视物旋转，无恶心呕吐，无胸闷憋气，无发热，纳寐差，大便不成形，小便可。舌质暗红，苔薄，苔色白，脉象弦。

中医诊断：眩晕（气滞痰阻证）。

西医诊断：高血压病 3 级（极高危）。

处方：瓜蒌 30g，木香 10g，莱菔子 10g，大腹皮 10g，砂仁 10g，延胡索 10g，白豆蔻 10g，白术 10g，茯苓 20g，川芎 10g，山药 20g，生薏苡仁 30g，柴胡 10g，白芍 20g，郁金 10g，香附 20g。7 剂，水煎服，日两服。

按语： 高血压病因病机比较复杂，易引起心、脑、肾的严重疾病，是导致人类死亡的高危因素。目前常需要多种联合用药治疗，甚至终身治疗。大多数患者起病缓慢、渐进，一般缺乏特殊的临床表现。约 1/5 患者无症状，仅在测量血压时，或发生心、脑、肾等并发症时才被发现。一般常见症状有头晕、头痛、颈项板紧、疲劳、心悸等，呈轻度持续性，多数症状可自行缓解，在紧张或劳累后加重。也可出现视物模糊、鼻出血等较重症状。症状与血压水平有一定的关联，因高血压性血管痉挛或扩张所致。典型的高血压头痛在血压下降后即可消失。高血压患者可以同时合并其他原因的头痛，往往与血压高度无关，如精神焦虑性头痛、偏头痛、青光眼等。如果突然发生严重头晕与眩晕，要注意可能是短暂性脑缺血发作或者过度降压、直立性低血压，这在高血压合并动脉粥样硬化、心功能减退者中容易发生。高血压患者还可以出现受累器官的症状，如胸闷、气短、心绞痛、多尿等。另外，有些症状可能是降压药的不良反应所致。高血压需长期服药，西药带来的不良反应越来越受到患者的重视，为提高用药安全性和有效性，越来越多的人关注用中医药治疗高血压。

眩晕是临床常见病，多见于高血压、梅尼埃病、贫血等多种疾病中。《中医内科学》对眩晕的辨证主要分为肝阳上亢、肝火上炎、气血亏虚、痰蒙上浊、瘀血阻窍、肝肾阴虚六种证型。以视物昏花为"眩"，头晕觉旋为"晕"，故以"眩晕"作为病名沿用至今，与现代医学之眩晕症基本同义。后世根据前人基础总结得出眩晕以内伤为主，与肝、肾密切相关，肝主疏泄，掌管气机运动，气血津液由气机所使，输布五脏六腑，使其配合相应，肝藏血，供给以备不时之需，若肝脏失和，疏泄失司而气机逆乱，易致眩晕。肾属水，肝属木，两者乙癸同源，肝阴由肾水所养故而制阳，若肾气虚弱，水不涵木而肝阴失衡，导致肝阳上亢，亦发为眩晕。

处方中瓜蒌清热涤痰，宽胸散结，润燥滑肠；木香行气止痛，健脾消食；莱菔子消食除胀，降气化痰；大腹皮行气宽中，行水消肿；砂仁化湿开胃，温脾止泻，理气；延胡索活血，行气，止痛；白豆蔻化湿行气，温中止呕；白术健脾益气，燥湿利水；茯苓利水渗湿，健脾，宁心安神；川芎活血行气，祛风止痛，补中益气；薏苡仁利水渗湿，健脾止泻；柴胡疏肝解郁，升举阳气；白芍养血，平抑肝阳；郁金活血止痛，行气解郁；香附疏肝解郁，理气宽中。诸药合用，共奏理气解郁，健脾化痰之功。

【医案 93】患者，男，47 岁，2022 年 12 月 5 日就诊。诉头晕、头沉半个月，加重 1 周。间断头晕、头沉，后项部尤甚，无恶心呕吐，无视物模糊，无视物旋转，纳寐可，二便调。舌质暗红，苔白微黄，脉沉。

中医诊断：眩晕。

西医诊断：高血压。

处方：决明子 30g，生石决明 30g，夏枯草 10g，野菊花 10g，川芎 10g，葛根 10g，莱菔子 10g，牛膝 10g，天麻 10g，钩藤 10g，柴胡 10g，半夏 10g，白术 10g，茯苓 20g，砂仁 10g，豆蔻 10g。7 剂，水煎服，日两服。

二诊：加重监测血压维持在 115～130/75～85mmHg，现头沉感减轻，偶有头晕，纳寐可，二便调。舌质暗红，苔白，脉弦。

处方：决明子 30g，生石决明 30g，夏枯草 10g，野菊花 10g，川芎 10g，牛膝 10g，葛根 10g，莱菔子 10g，天麻 10g，钩藤 10g，柴胡 10g，白芍 20g，白术 10g，茯苓 20g，山药 20g，生薏苡仁 30g。7 剂，水煎服，日两服。

按语：眩晕即头晕目眩，临床表现为视物旋转不定或模糊不清，眼前发黑、站立不稳等症状，现代病理研究证实后循环缺血可引发该症状，即椎－基底动脉供血不足致脑部短暂性缺血所致，易反复而久发，若未经及时治疗将会引发脑梗死等严重症状，危及患者生命健康。临床西药治疗仅能暂时缓解患者眩晕等症状，但病情反复，预后效果较差，中药组方以多种药物配伍联用，疗效较好。

眩晕症在中医学属"眩晕"抑或"头眩""眩冒"等范畴。"诸风掉眩，皆属于肝"，其病机多由肝阳失制所致，肝阴虚损，无法制阳而肝阳上亢，即发眩晕。

处方为天麻钩藤饮加减。天麻钩藤饮，中医方剂名，为治风剂，具有平肝息风，清热活血，补益肝肾之功效。主治肝阳偏亢，肝风上扰证。症见头痛，眩晕，失眠多梦，或口苦面红，舌红苔黄，脉弦或数。临床常用于治疗高血压病、急性脑血管病、内耳性眩晕等属肝阳上亢，肝风上扰者。本方证由肝肾不足，肝阳偏亢，生风化热所致。肝阳偏亢，风阳上扰，故头痛、眩晕；肝阳有余，化热扰心，故心神不安、失眠多梦等。证属本虚标实，以标实为主，治以平肝息风为主，佐以清热安神、补益肝肾之法。天麻钩藤饮出自《中医内科杂病证治新义》，作为天麻与钩藤配伍的代表方剂广泛应用于临床，且降压效果显著。《高血压中医诊疗专家共识》推荐天麻钩藤饮为治疗肝阳上亢证的代表方药。大量研究发现，天麻钩藤饮无论是单独应用还是配合西药联合降压，都具有多靶点、多途径、安全有效的特点，且与血管紧张素受体拮抗药有协同作用。其降压机制主要与抑制交感神经系统活性、改善血管平滑肌细胞舒缩功能、抑制肾素－血管紧张素－醛固酮激活有关。

【医案 94】患者，女，60 岁，2022 年 11 月 4 日就诊，诉间断头晕 20 余年。头晕阵发性加重，无头痛，无耳鸣，无视物模糊，无恶心呕吐，纳可，夜寐欠安，二便可。舌暗红，苔白，可见裂纹，脉弦。

中医诊断：眩晕（阴虚火旺证）。

处方：决明子 30g，生石决明 30g，夏枯草 10g，野菊花 10g，川芎 10g，葛根 10g，牛膝 10g，莱菔子 10g，天麻 10g，钩藤 10g，柴胡 10g，麦冬10g，酸枣仁25g，柏子仁10g，远志10g，合欢皮10g。7剂，水煎服，日两服。

按语： 眩晕即头晕，是一种常见的临床症状，也是一类多发性疾病。美国耳鼻喉科头颈外科学会将眩晕定义为一种运动性或位置性幻觉，是多个系统病变导致的机体对空间定位和重力关系体查能力的障碍。临床表现包括头昏、头胀、头重脚轻、脑内摇晃、眼花等。眩晕病因复杂，包括中枢性病因及周围性病。

眩晕一词最早以"眩冒"记载于《黄帝内经》。中医学认为，眩晕是由于人体内外环境失调，导致气血运行不畅，上扰清空，清窍失养所致。根据中医学理论，眩晕的发生与肝、脾、肾三脏功能失调密切相关。不同的眩晕病在临床上具有不同的病理机制和症状表现，中医治疗规律不可千篇一律，正如中医的特色"辨证施治"，需针对不同的证候特点进行个体化治疗。

处方为天麻钩藤饮加减。天麻钩藤饮出自《中医内科杂病证治新义》，天麻平肝潜阳，息风止痉；钩藤清热平肝，息风定惊，配以石决明平肝潜阳，清肝明目；野菊花清肝明目，疏风散热；牛膝利水通淋，引血下行；柴胡、葛根解肌退热，改善微循环，扩张血管降血压；麦冬养阴生津，清心除烦；佐以酸枣仁、柏子仁、远志、合欢皮以养心安神。方中诸药共奏平肝潜阳，清热安神，滋补肝肾之阴，收敛肝阳之功。

【医案95】 杨某，男，59岁，2023年10月16日就诊。诉间断头晕头痛20年余，加重1个月。症见：间断头晕头痛，无恶心呕吐，无视物旋转，时有胸闷，未诉心悸，无明显心前区及背部疼痛，无发热，无咳嗽咳痰，无胃痛胃胀，纳可，寐安，二便调。舌质红润，苔润，脉弦。

中医诊断：眩晕。

西医诊断：高血压。

处方：决明子30g，石决明30g，夏枯草10g，野菊花10g，川芎10g，葛根10g，莱菔子10g，牛膝10g，天麻10g，钩藤10g，柴胡10g，白芍20g，郁金10g，香附20g，白术10g，茯苓20g。7剂，水煎服，日两服。

按语：眩晕症是临床常见病和多发病，其诱因复杂，多由心脑血管疾病、中毒、前庭系统和精神疾病等所致，表现为外物或自身旋转、摇晃和移动且多伴恶心和眼花症状。高血压性眩晕是由长期高血压导致耳迷路血管障碍或脑供血不足所致，具有持续性和反复性特点，严重影响患者安康、日常生活和工作能力。降压和抗眩晕是临床针对高血压性眩晕的主要治疗方式。从古至今，众多医籍为辨证用药治疗眩晕打下了扎实的基础，如《黄帝内经》认为"诸风掉眩，皆属于肝"，点明了肝为眩晕的主要病变脏腑；《丹溪心法》认为"无痰不作眩"，《景岳全书》指出"无虚不作眩"，分别表明了内生痰邪与体质虚弱为眩晕常见的致病因素。

高血压病是一种以体循环动脉血压增高为主要临床表现的心血管综合征，是目前临床最常见的慢性病之一，多发于中老年人，是心脑血管疾病最主要的危险因素。一项流行病学调查显示，在我国，18岁以上人群高血压病知晓率、治疗率、控制率分别为46.9%、40.7%、15.3%。目前，高血压病的治疗主要以6大类药物为主，但存在患者不耐受降血压药物不良反应、血压控制不佳等临床难题。中医药在其治疗方面积累了大量经验，不仅能够平稳降血压，还能改善症状，提高生活质量，逆转危险因素，保护靶器官，甚至可使部分患者达到减量或停用西药的疗效。

天麻钩藤饮有平肝息风，清热活血之效，是临床疗效十分突出的中药方剂。方中天麻、钩藤为君药，有平肝息风之效；石决明平肝潜阳、清肝明目，牛膝活血祛瘀，桑寄生祛风湿、强筋骨，上述共为臣药；益母草利水消肿、清热解毒，栀子泻火除烦、凉血止血，杜仲补肝肾，首乌藤和茯神可宁心安神，共为佐药。本案处方加夏枯草、野菊花以加强清肝泻火之效；川芎以行气活血；郁金、香附舒肝止痛；白术、茯苓利湿健脾。诸药协同，共奏平肝息风，清热活血之效。

【医案96】孙某，女，67岁，2023年10月16日就诊。诉间断头晕30年，加重伴双下肢乏力4天。症见：间断头晕，头部发沉感，伴口角麻木，无语言及四肢活动不利，活动后有胸闷憋气，偶有心慌不适，无胸痛及汗出，双上肢时有麻木，双下肢乏力，纳少，寐差，二便可。舌质暗紫，苔薄白，脉弦。

中医诊断：眩晕。

西医诊断：高血压。

处方：决明子30g，石决明30g，夏枯草10g，野菊花10g，川芎10g，葛根10g，牛膝10g，莱菔子10g，天麻10g，钩藤10g，柴胡10g，白芍20g，当归20g，桃仁10g，火麻仁10g，郁李仁10g。7剂，水煎服，日两服。

按语：眩晕是因机体对空间定位障碍而产生的一种动性或位置性错觉，患者表现为恶心、呕吐明显和担心症状再发而精神特别紧张，对患者生活质量存在一定影响，其病因与风、火、瘀等相关。肝阳上亢型高血压眩晕病机与肝肾、阴阳有关，临床表现为阴虚阳亢、阴阳失衡，出现上盛下虚症候，上盛为肝火郁结、气血上逆。《素问·生气通天论》云："阳气者，大怒则形气绝，而血菀于上，使人薄厥。"上盛表现为面红目赤、头胀头痛、焦虑烦躁；而下虚为水不涵木，肾水不足、阴不制阳，阳亢于上。

高血压属于临床常见疾病，主要因体循环动脉收缩压、舒张压异常升高为特征的心血管疾病，随病情进展可对身体多个器官造成损害，并出现脑卒中、心脏病、肾病等并发症。而眩晕、头痛是其临床主要表现。高血压眩晕属于常见心血管疾病，分为中枢性和周围性眩晕，主要由于多种病理原因导致椎基底动脉供血不足引起的脑供血障碍。目前临床常见高血压导致轻度眩晕可影响日常生活，进而生活质量下降，临床若治疗不当，可引起多种心血管疾病，中医学认为该病属于"眩晕""头痛""肝风"等范畴。

天麻钩藤饮方中的天麻有祛风通络等作用，茯神为养心安神药，有宁心安神利水等作用，钩藤有息风清热平肝等作用，杜仲有补肝肾、强筋骨等作用，牛膝有补肝肾、强筋骨、利尿、引血下行等作用，黄芩有清热泻火解毒等作用，菊花有散风清热、平肝明目、清热解毒等作用，益母草有消肿清热解毒等作用，首乌藤有养心、祛风、通络等作用，石决明有平肝潜阳、除热、明目等作用，栀子有清热利湿、凉血解毒等作用。栀子、黄芩为辅药，发挥滋阴潜阳、补肝肾的效果，茯苓、首乌藤为使药，发挥疏肝解郁安神的功效，益母草、牛膝为佐药，发挥活血化瘀之功效。诸多药物联合应用，共同发挥平肝潜阳息风的作用。

【医案 97】王某，女，74 岁，2023 年 10 月 14 日就诊。诉自觉头晕加重，伴视物模糊，无头痛，无胸闷憋气，无明显心前区及后背部疼痛，无一过性黑矇及晕厥，无恶寒发热，无咳嗽咳痰，口干口苦，纳可，寐欠佳，二便调。舌红绛，少苔，脉弦数。

中医诊断：眩晕（肝阳上亢证）。

西医诊断：眩晕。

处方：决明子 30g，生石决明 30g，夏枯草 10g，野菊花 10g，川芎 10g，葛根 20g，莱菔子 10g，牛膝 10g，天麻 10g，钩藤 10g，柴胡 10g，白芍 20g，郁金 10g，香附 20g，生地黄 20g，麦冬 30g。7 剂，水煎服，日两服。

按语：眩晕是由于情志、饮食内伤、体虚久病、失血劳倦及外伤、手术等病因，引起风、火、痰、瘀上扰清空或精亏血少，清窍失养为基本病机，以头晕、眼花为主要临床表现的一类病证。眩即眼花，晕是头晕，两者常同时并见，故统称为"眩晕"。轻者闭目可止，重者如坐车船，旋转不定，不能站立，或伴有恶心、呕吐、汗出、面色苍白等症状。

眩晕病证，历代医籍记载颇多。《黄帝内经》对其涉及脏腑、病性归属方面均有记述，如《素问·至真要大论》认为"诸风掉眩，皆属于肝"，指出眩晕与肝关系密切。《灵枢·卫气》云："上虚则眩。"《灵枢·口问》云："上气不足，脑为之不满，耳为之苦鸣，头为之苦倾，目为之眩。"《灵枢·海论》认为"脑为髓海"，而"髓海不足，则脑转耳鸣"。这些条文均认为眩晕一病以虚为主。东汉张仲景认为痰饮是眩晕发病的原因之一，为后世"无痰不作眩"的论述提供了理论基础，并提出用泽泻汤及小半夏加茯苓汤治疗眩晕。宋代以后，医家进一步丰富了对眩晕的认识。本病病位在清窍，由气血亏虚、肾精不足致脑髓空虚，清窍失养，或肝阳上亢、痰火上逆、瘀血阻窍而发生眩晕，与肝、脾、肾三脏关系密切。眩晕的病性以虚者居多，故张景岳谓"虚者居其八九"，如肝肾阴虚、肝风内动，气血亏虚、清窍失养，肾精亏虚、脑髓失充。眩晕实证多由痰浊阻遏，升降失常，痰火气逆，上犯清窍，瘀血停着，痹阻清窍而成。

眩晕的发病过程中，各种病因病机，可以相互影响，相互转化，形成虚实夹杂；或阴损及阳，阴阳两虚。肝风、痰火上扰清窍，进一步发展可上蒙清窍，阻滞经络，而形成中风；或突发气机逆乱，清窍暂闭或失养，而引起晕厥。

本案处方为天麻钩藤饮加减，方中天麻、钩藤平肝息风，为君药。石决明咸寒质重，功能平肝潜阳，并能除热明目，与君药合用，加强平肝息风之力。川牛膝引血下行，兼益肝肾；柴胡、莱菔子补气行气，柴胡还可散热升清，协川芎和血平肝；白芍敛肝阴且缓急止痛；香附、郁金行气开郁，野菊花、夏枯草、决明子平肝息风；葛根升清阳；生地黄、麦冬固护阴液。诸药合用，共奏平肝降逆之功。

【医案98】李某，女，69岁，2023年10月16日就诊。诉2天前出现头晕心悸，伴视物旋转，改变体位后加重，恶心，无呕吐，时有反酸胃灼热，无头痛，无胸闷憋气，无明显心前区及后背部疼痛，无复视，无恶寒发热，无咳嗽咳痰，无腹胀腹痛，寐纳可，二便调。舌质紫暗，苔厚色黄，脉弦。

中医诊断：眩晕（肝阳上亢证）。

西医诊断：眩晕。

处方：决明子30g，生石决明30g，夏枯草10g，野菊花10g，川芎10g，葛根20g，莱菔子10g，牛膝10g，天麻10g，钩藤10g，柴胡10g，白芍20g，郁金10g，香附20g，远志20g，合欢皮30g。7剂，水煎服，日两服。

按语：眩晕是由于情志、饮食内伤、体虚久病、失血劳倦及外伤、手术等病因，引起风、火、痰、瘀上扰清空或精亏血少，清窍失养为基本病机，以头晕、眼花为主要临床表现的一类病证。眩即眼花，晕即头晕，两者常同时并见，故统称为"眩晕"。轻者闭目可止，重者如坐车船，旋转不定，不能站立，或伴有恶心、呕吐、汗出、面色苍白等症状。

眩晕病证，历代医籍记载颇多。《黄帝内经》对其涉及脏腑、病性归属方面均有记述，如《素问·至真要大论》认为"诸风掉眩，皆属于肝"，指出眩晕与肝关系密切。《灵枢·卫气》云："上虚则眩。"《灵枢·口问》云："上气不足，脑为之不满，耳为之苦鸣，头为之苦倾，目为之眩。"《灵枢·海论》认为"脑为髓海"，而"髓海不足，则脑转耳鸣"。这些条文均认为眩晕一病以虚为主。东汉张仲景认为痰饮是眩晕发病的原因之一，为后世"无痰不作眩"的论述提供了理论基础，并提出用泽泻汤及小半夏加茯苓汤治疗眩晕。元代朱丹溪倡导痰火致眩学说。《丹溪心法·头眩》云："头眩，痰挟气虚并火，治痰为主，挟补气药及降火药。无痰不作眩，痰因火动，又有湿痰者，有火痰者。"

明代张景岳在《黄帝内经》"上虚则眩"的理论基础上，对下虚致眩作了详尽论述。《景岳全书·杂证谟》云："头眩虽属上虚，然不能无涉于下。盖上虚者，阳中之阳虚也；下虚者，阴中之阳虚也。阳中之阳虚者，宜治其气，如四君子汤……归脾汤、补中益气汤……阴中之阳虚者，宜补其精，如……左归饮、右归饮、四物汤之类是也。然伐下者必枯其上，滋苗者必灌其根。所以凡治上虚者，犹当以兼补气血为最，如大补元煎、十全大补汤，及诸补阴补阳等剂，俱当酌宜用之。"张氏从阴阳互根及人体是一个有机整体出发，认识与治疗眩晕，实是难能可贵，还认为眩晕的病因病机"虚者居其八九，而兼火兼痰者，不过十中一二耳"。详细论述了劳倦过度、饥饱失宜、呕吐伤上、泄泻伤下、大汗亡阳、眴目惊心、焦思不释、被殴被辱气夺等皆伤阳中之阳，吐血、衄血、便血、纵欲、崩淋等皆伤阴中之阳而致眩晕。

本案处方为天麻钩藤饮加减，方中天麻、钩藤平肝息风，为君药。石决明咸寒质重，功能平肝潜阳，并能除热明目，与君药合用，加强平肝息风之力。牛膝引血下行，兼益肝肾，柴胡、莱菔子补气行气，柴胡还散热升清，协川芎和血平肝；白芍敛肝阴且缓急止痛；香附、郁金行气开郁；野菊花、夏枯草、决明子平肝息风；葛根升清阳；远志可以交通上下而宣窍辟邪，合欢皮解郁安神。诸药合用，共奏平肝降逆之功。

【医案99】赵某，男，80岁，2023年10月10日就诊。诉无明显诱因出现头晕4年余，无头痛及汗出，无视物旋转，加重1周，偶有胸闷、憋气；双眼视物模糊；无心慌及大汗出；纳可，寐可，夜尿频，大便可；

面色少华；形体适中。舌质红润，苔红润；语声正常，气息平和；脉弦。

中医诊断：眩晕（肝阳上亢证）。

处方：决明子30g，生石决明30g，夏枯草10g，野菊花10g，山药10g，葛根10g，莱菔子10g，牛膝10g，柴胡10g，白芍20g，天麻30g，钩藤10g，郁金10g，香附20g，白术10g，茯苓10g。5剂，水煎服，日两服。

按语： 肝阳上亢证是指肝肾阴液不足，不能抑制体内亢盛的阳气，以至于肝阳气偏亢所表现的证候。该证多是因为情志过激或者过极，或者肝肾阴虚，肝阴、肾水不能抑制肝的阳气，从而引发水不涵木而诱发本证。一般情况下，肝阳上亢的患者多会表现为耳鸣眩晕、头眼胀痛、面红目赤、急躁易怒、心悸健忘、失眠多梦、腰膝酸软、头重脚轻、舌红少苔、脉弦有力等。

辨脏腑眩晕病位虽在清窍，但与肝、脾、肾三脏功能失常关系密切。肝阴不足，肝郁化火，均可导致肝阳上亢，其眩晕兼见头胀痛，面潮红等症状。脾虚气血生化乏源，眩晕兼有纳呆，乏力，面色㿠白等；脾失健运，痰湿中阻，眩晕兼见纳呆，呕恶，头重，耳鸣等；肾精不足之眩晕，多兼腰酸腿软，耳鸣如蝉等。

本案处方由天麻钩藤饮化裁而来，先以天麻配伍钩藤为君，平肝潜阳，制约上逆之阳气；再以决明子、生石决明、夏枯草、野菊花清肝泻火；搭配牛膝补益肝肾，白术、山药、茯苓补脾固中，再以柴胡、郁金、香附疏理气机，葛根载药上行，制肝阳，清肝火，利气机。诸法同用，可谓要妙。

【医案100】 牛某，女，73岁，2023年10月7日就诊。诉无明显诱因出现眩晕5年余，加重半年。1周前无明显诱因出现头晕目眩，耳鸣频作，心悸心慌，情绪烦躁；时有恶心、自觉腹部发冷，纳差，寐差，入睡困难，双下肢轻度水肿，乏力，左眼视力下降，小便正常，大便少；面色少华，舌质暗红，苔薄白，脉象弦涩。

中医诊断：眩晕（气虚血瘀证）。

处方：瓜蒌30g，枳壳10g，厚朴10g，当归20g，桃仁10g，火麻仁

10g，郁李仁 10g，莱菔子 10g，焦山楂 10g，焦麦芽 10g，焦神曲 10g，鸡内金 15g，酸枣仁 10g，柏子仁 10g，远志 10g，合欢皮 10g，桂枝 10g，柴胡 10g。3 剂，水煎服，日两服。

按语： 辨虚实眩晕以虚证居多，挟痰挟火亦兼有之；一般新病多实，久病多虚，体壮者多实，体弱者多虚，呕恶、面赤、头胀痛者多实，体倦乏力、耳鸣如蝉者多虚；发作期多实，缓解期多虚。病久常虚中夹实，虚实夹杂。

眩晕的治疗原则主要是补虚泻实，调整阴阳。虚证以肾精亏虚，气血衰少居多，精虚者填精生髓，滋补肝肾；气血虚者宜益气养血，调补脾肾。实证则以潜阳，泻火，化痰，逐瘀为主要治法。

眩晕一般是由于各种原因导致气虚，推动血行无力，渐致血行不畅而瘀滞，形成气虚血瘀证。气虚多在先，为因、为本，血瘀在后，为果、为标。本证为虚中夹实，以气虚和血瘀的证候表现为诊断依据。气虚不荣于面，则面色淡白，舌淡；元气不足则脏腑功能减退，故神疲乏力，少气懒言，脉细无力。气虚运血无力，血行缓慢，以致脉络瘀滞，故面色晦暗或青灰，舌淡紫或有瘀点瘀斑，或局部青紫；瘀血内阻，经络不通，则胸胁或其他局部刺痛，痛处不移而拒按，脉涩；血瘀日久，结聚日深，可逐渐形成肿块而质硬。

患者虽有虚象，但不可妄投补药，以防闭门留寇。因此要善用辅助调理之法，通过健运脾胃，促进脾胃运化，以达到对水谷中精微物质的吸收目的。同时，患者的血瘀之象与虚象密切相关，因虚致瘀，气虚不能推动血行，故瘀血停聚于胸中；在治疗中也需要综合补益，行气，散瘀，运脾之法；仍需兼顾患者大便少的状态，又因患者年老，不可轻易攻下，应注重润下之法，使用火麻仁、郁李仁等药物，不至于伤及正气；以焦三仙配伍鸡内金促脾胃运化，以酸枣仁、柏子仁养血安神，以瓜蒌、枳壳、厚朴宽胸散结，开破降气。

【医案 101】 裴某，男，71 岁，2023 年 10 月 12 日就诊。诉间断头痛 4 年，加重伴恶心 2 天。伴恶心，无呕吐，无头晕，无视物旋转，无胸闷憋气，无心前区及肩背部疼痛，无心悸汗出，时有咳嗽喘促，无反酸胃灼热，纳差，寐差，大便可，时有尿失禁。舌质暗紫，苔厚，苔色黄，脉弦。

中医诊断：眩晕（肝阳上亢证）。

西医诊断：高血压。

处方：决明子30g，生石决明30g，夏枯草10g，野菊花10g，川芎10g，葛根10g，莱菔子10g，牛膝10g，酸枣仁20g，柏子仁10g，远志10g，合欢皮10g，桔梗10g，白术10g，云茯苓20g，木香10g。7剂，水煎服，日两服。

按语：高血压是以体循环动脉压升高为主要临床表现的心血管综合征，可分为原发性高血压和继发性高血压。原发性高血压，又称高血压病，是心脑血管疾病最重要的危险因素，常与其他心血管危险因素共存，可损伤重要脏器，如心、脑、肾的结构和功能，最终导致这些器官的功能衰竭。人群中血压呈连续性正态分布，正常血压和高血压的划分无明确界线，高血压的标准是根据临床及流行病学资料界定的。目前高血压定义为未使用降压药物的情况下收缩压高于130mmHg和（或）舒张压高于80mmHg。根据血压升高水平，进一步将高血压分为3级。高血压体征一般较少。周围血管搏动、血管杂音、心脏杂音等是重点检查的项目。应重视的是颈部、背部两侧肋脊角、上腹部脐两侧、腰部肋脊处的血管杂音较常见。心脏听诊可有主动脉瓣区第二心音亢进、收缩期杂音或收缩早期喀喇音。有些体征常提示继发性高血压可能，如腰部肿块提示多囊肾或嗜铬细胞瘤；股动脉搏动延迟出现或缺如，下肢血压明显低于上肢，提示主动脉缩窄；向心性肥胖、紫纹与多毛，提示皮质醇增多症。

眩晕是以目眩与头晕为主要表现的病证。目眩是指眼花或眼前发黑，头晕是指感觉自身或外界景物旋转，二者常同时并见，故统称为眩晕。轻者闭目即止，重者如坐车船，旋转不定，不能站立，或伴有恶心、呕吐、汗出，甚则仆倒等症状。现代医学中高血压病以眩晕为主症者，可参考本病辨证论治。厥证是以突然昏倒、不省人事、四肢逆冷为主要临床表现的一种病证。病情轻者，一般在短时间内会逐渐苏醒，清醒后无偏瘫、失语、口眼㖞斜等后遗症。病情重者，则昏厥时间较长，严重者甚至一"厥"不复而导致死亡。现代医学中高血压脑病所致之晕厥,可参考本病辨证论治。

本案处方为补气平肝降逆之剂。以决明子、生石决明平肝祛风降逆为主;夏枯草、野菊花平肝清肝;葛根升脾阳以益心阳;辅以活血之川芎、牛膝,理气之木香、莱菔子等滋肾平肝止逆,活血理气止痛;桔梗以利咽止咳;远志、合欢皮宁心益智;白术、茯苓健脾理气;并辅以酸枣仁、柏子仁以镇静安神,缓其失眠。诸药合用,为用于肝阳上亢之良剂。

【医案 102】杨某,男,84 岁,2023 年 8 月 9 日就诊。诉间断头晕10 年,加重 10 天。症见:神清,精神可,间断头晕,无头痛,变化体位时有加重,恶心,无呕吐,无胸闷胸痛,无心悸汗出,纳少,食欲欠佳,寐可,小便调,大便干结。神态正常,面色红润;形体适中;舌质暗,苔黄厚;语声正常,气息平和,脉象弦。

中医诊断:眩晕(气滞痰凝证)。

西医诊断:冠状动脉粥样硬化性心脏病;眩晕。

处方:瓜蒌 30g,枳壳 10g,莱菔子 10g,木香 10g,黄芩 10g,栀子10g,当归 20g,桃仁 10g,火麻仁 10g,郁李仁 10g,厚朴 10g,葶苈子10g,杏仁 10g,桂枝 10g,半夏 9g,紫菀 20g。水煎服,日两服。

按语:冠心病是一种缺血性心脏病,包括慢性冠状动脉疾病和急性冠脉综合征。当冠状动脉发生粥样硬化引起管腔狭窄或闭塞,导致心肌缺血、缺氧、坏死的出现,其结果就是心肌梗死。在稳定性冠心病和急性心肌梗死中,冠状动脉粥样硬化是疾病的原因。冠状动脉粥样硬化的本质是脂质在血管内膜下沉积导致的动脉慢性炎症性疾病。冠状动脉粥样硬化是进行性的,依据美国心脏病学会对斑块的病理分级,依次出现三个阶段。第一阶段是脂质斑点和条纹的出现,第二阶段是动脉粥样硬化和薄壁纤维粥样斑块的形成,第三阶段是动脉复杂变化的发生。冠状动脉粥样硬化在临床的分类主要依据症状、心电图、心肌标记物等。

眩晕即患者自我感知周围环境旋转、起伏、漂浮、晃动的错觉,常伴随头昏、平衡丧失等症状。病因涉及平衡觉系统障碍,导致大脑对空间关系的感知失真，引发位置性或运动性错觉。其主要与前庭周围或中暑病变有关。全球范围内眩晕患病率高达 7%。随着年龄的增长，其比例呈上升趋势。中医学认为本病的发生常责之于肝、脾、肺、肾等脏腑功能失调，以及风、火、痰、瘀、虚等病理因素，治疗上常采用补虚泻实，调整阴阳等方法。

【医案 103】王某，女，66 岁，2023 年 8 月 18 日就诊。诉间断头晕 10 余年，加重伴面部不适 2 周。症见：患者神清，精神可，间断头晕伴后颈部麻木、面部麻木发凉，无心悸汗出，无头痛、视物模糊，无一过性黑矇及晕厥，无咳嗽咳痰，无腹胀，无发热恶寒，纳可，寐安，小便可，大便每天 1～2 次，便质稀，伴里急后重感。舌质红，苔厚，苔色黄，脉沉弦。

中医诊断：眩晕（肝阳上亢证）。

西医诊断：眩晕。

处方：决明子 30g，生石决明 30g，夏枯草 10g，野菊花 10g，川芎 10g，葛根 10g，莱菔子 10g，牛膝 10g，天麻 10g，钩藤 10g，柴胡 10g，白芍 20g，郁金 10g，香附 20g，白术 10g，茯苓 20g。

按语：头晕是指患者感觉自身或外界景物旋转，目眩是指眼花或眼前发黑，二者常同时并见，故统称为眩晕。轻者闭目即止，重者如坐车船，旋转不定，不能站立，或伴有恶心、呕吐、汗出，甚则仆倒等症状。现代医学中由高血压病导致以眩晕为主要表现者，可参照本病辨证论治。《素问·至真要大论》云，"诸风掉眩，皆属于肝。"认为眩晕属肝之所主，与髓海不足、血虚、邪中等多种因素有关。《灵枢·大惑论》云："故邪中于项，因逢其身之虚……入于脑则脑转，脑转则引目系急，目系急则目眩以转矣。"

处方运用决明子清肝明目，利水，通便；生石决明平肝潜阳，除热，明目；夏枯草清肝泻火，明目，散结消肿；野菊花清热解毒，泻火平肝；川芎行气开郁，活血止痛；葛根解肌退热，生津，升阳止泻；莱菔子缓解胃部不适的症状；牛膝补肝肾，强筋骨，引血下行；天麻息风止痉，平抑肝阳，祛风通络；钩藤息风定惊，清热平肝；柴胡疏肝理气，活血止痛；白芍柔肝止痛，平抑肝阳；郁金行气活血，散瘀止痛；香附疏肝解郁行气；白术为脾脏补气健脾第一要药，可以缓解气虚自汗的症状；茯苓补脾气，健脾利湿以资气血生化之源。

【医案104】侯某，男，43岁，2023年8月24日因"间断头晕6小时"就诊。症见：间断头晕，伴视物旋转，体位变化后加重，无头痛伴恶心，无呕吐，时有口干，无晕厥黑蒙，无言语不利，无肢体活动不利，无胸闷干憋气，无心前区及背部痛，无心悸，无咳嗽咳痰，无反酸胃灼热，纳可，寐欠安，二便调。舌质暗紫，苔厚，苔色黄，脉象弦。

中医诊断：眩晕（肝阳上亢证）。

西医诊断：高血压。

处方：决明子30g，生石决明30g，夏枯草10g，野菊花10g，川芎10g，葛根10g，莱菔子10g，牛膝10g，柴胡10g，白芍20g，郁金10g，香附20g，天麻10g，钩藤10g，白术10g，云茯苓20g。

按语：老年高血压患者逐年增加，年过六旬，或肾精亏耗，或久病伤肾，皆可导致肝肾之阴不足。根据中医学理论，阴虚则阳亢。根据五行相克关系，肾属水，肝属木，肾阴不足，水不涵木，则肝失濡养，肝阳上亢，上扰清府，发为眩晕。《丹溪心法·头眩》记载，"头眩，痰，挟气虚并火。治痰为主，挟补气药及降火药。无痰则不作眩，痰因火动。"诸多中医典籍将痰饮作为眩晕发展的主要病机，随着生活条件的改善，越来越多人喜食肥甘厚味，导致日常饮食无节，又因当代生活节奏过快，生活压力增大，导致人们过度忧思焦虑、疲劳等。日久损伤脾胃，脾主运化，脾虚则水谷精微运化失调，致痰浊中阻，清阳升达不畅，发为眩晕。

本案处方为天麻钩藤饮加减而成。天麻钩藤饮出自《中医内科杂病证治新义》，原方为平肝降逆之剂。以天麻、钩藤、生石决明平肝祛风降逆为主，辅以清降之山栀、黄芩，活血之牛膝，滋补肝肾之桑寄生、杜仲等，滋肾平肝之逆；并辅以首乌藤、朱茯神以镇静安神，缓其失眠，故为用于肝厥头痛、眩晕、失眠之良剂。赵英强教授从事临床工作40余年，经过不断的临床用药探索，以天麻钩藤饮为基础，在此基础上随症加减用药，临床效果显著。本方生石决明、决明子相配，清热明目，平肝潜阳，清镇并施，降压止眩，主治肝阳上亢之头昏眩晕，视物不清，头痛头胀，血压升高等；牛膝、莱菔子作为肝经引经药，引气血下行；夏枯草、菊花均入肝经，菊花善清上焦之风热，并清泄肝热而明目，夏枯草有泻火清肝散结之长；现代药理研究证明，葛根能直接扩张血管，有显著降压作用；川芎辛香，走而不守，活血行气，上达巅顶，祛风止痛；寐欠安则用养心安神药酸枣仁；香附疏肝理气，和中化痰，利膈止呕，能够促进消化，缓解疲乏。柴胡和解疏散，可防白芍酸寒敛阴太过而致肝气郁结；白芍养血敛阴，可防柴胡疏散太过而劫肝阴，既能疏肝理气相须为伍，又可相互辅佐，养血柔肝，相使为用。两药配伍应用可作为柴胡疏肝散、逍遥散、四逆散的主要药物。赵英强教授以平肝潜阳、化痰行瘀为基本治则，随症加减治疗高血压，使人体阴阳趋于平衡状态，可以达到降低患者血压、减少并发症、保护靶器官、提高生活质量等目的。

【医案 105】郝某，男，78 岁，2023 年 8 月 26 日就诊。诉间断头晕 20 年，加重 1 天。症见：呃逆，间断头晕，伴恶心呕吐，乏力汗出，无一过性意识丧失，无心前区及背部疼痛，无心悸，无咳嗽咳痰，无腹胀腹痛，纳差，寐差，二便正常。舌红，苔薄白，脉弦。既往冠心病病史 20 年，支架术后；脑梗死病史 4 年。

中医诊断：眩晕（肝阳上亢证）。

西医诊断：高血压。

处方：半夏 9g，陈皮 10g，莱菔子 10g，木香 10g，白术 10g，茯苓 20g，砂仁 10g，豆蔻 15g，竹茹 10g，旋覆花 10g，代赭石 30g，海螵蛸 20g，瓦楞子 30g，焦山楂 10g，焦麦芽 10g，焦神曲 10g，鸡内金 15g，白扁豆 20g。

按语：眩晕是神经内科疾病中常见病之一，主要临床表现是以目眩和头晕为主，轻者闭目即可缓解，严重者犹如乘车坐船，旋转不定，甚至不能站立，给患者日常生活造成不便。眩晕的病因病机复杂，但不外乎风、火、痰、瘀、虚五种。其中风痰上扰这一证型临床最为常见，正所谓"百病多为痰作祟，风为百病之长"。故临证时常以祛风化痰为治疗原则，并可据证佐以调气机、化瘀血等治疗。

患者现症呃逆间断伴眩晕，以旋覆代赭汤为本，降逆化痰，益气和胃。旋覆花消痰降逆，代赭石重镇降逆，并搭配半夏、陈皮，益降气化痰之功。赵英强教授认为患者纳差，伴恶心呕吐，辨治的根本在于健脾理气，故将保和丸纳入方中，搭配鸡内金、白扁豆健脾消食，恢复脾主运化的功能，减轻患者眩晕、呃逆等症状。

【医案106】董某，男，64岁，2023年8月24日就诊。诉间断发作一过性晕厥2年，伴胸闷憋气1周。症见：间断胸闷憋气，活动后加重，无心前区及肩背部疼痛，无头晕头痛，伴腰痛，乏力，无恶心呕吐，时有咳嗽咳痰，痰色白，纳差，寐差，小便可，大便4～5天一行。舌质暗红，少苔，脉弦。既往高血压病史16年，血压最高达185/110mmHg；房颤病史1年。即测血压147/95mmHg。

中医诊断：眩晕（肝阳上亢证）。

西医诊断：高血压。

处方：麦冬30g，玄参10g，生地黄20g，白术10g，茯苓20g，山药20g，薏苡仁30g，木香10g，莱菔子10g，焦山楂10g，焦麦芽10g，焦神曲10g，郁李仁10g，当归20g，桃仁10g。

按语：眩晕作为一种较为常见的临床症状，可由多种原因引起。东汉张仲景在《伤寒杂病论》中，从六经八纲的角度对眩晕的病因病机进行了阐释，而在《金匮要略》中，也提出了"心下有支饮，其人苦冒眩"的观点。现代医学中由脑梗死或脑动脉粥样硬化导致的间断脑供血不足等可归属于本病范畴。高血压病等以眩晕为主要表现者，也可参照本病辨证论治。

患者舌红少苔，重用麦冬，搭配玄参、生地黄。患者纳差，寓保和丸于方中，张秉成在《成方便读》中言："山楂酸温性紧，善消腥膻油腻之积，行瘀破滞，为克化之药。神曲系蒸酿而成，其辛温之性，能消酒食陈腐之积。莱菔子辛甘下气，而化面积。麦芽咸温消谷，而行瘀积。"

【医案107】王某，男，65岁，2023年9月12日就诊。诉头晕4余年，伴视物旋转，大汗出，半年前加重，伴眼前发黑，四肢无力。纳可，寐差，小便可，大便干。舌白苔润，脉弦。

中医诊断：眩晕（气血两虚证）。

处方：瓜蒌30g，炒莱菔子10g，枳壳10g，当归20g，桃仁10g，火麻仁10g，郁李仁10g，山药20g，酸枣仁20，柏子仁10g，远志10g，合欢皮10g，柴胡10g，白芍20g，桂枝10g，首乌藤10g。5剂，水煎服，日两服。

按语：眩是指眼花或眼前发黑，晕是指自身或外界景物旋转，二者多同时并见，故临床上多以"眩晕"并称。轻者闭目即止，重者如坐车船，旋转不定，不能站立，或伴有恶心，呕吐，汗出等症状。引起眩晕的原因很多，最常见的是前庭功能异常导致的眩晕，此外，也可能是非前庭性眩晕。因此，眩晕可分为前庭性眩晕和非前庭性眩晕。中医学认为，眩晕的发生与风、火、痰、瘀、虚密切相关。眩晕是临床常见症状，可多见于现代医学的梅尼埃病，高血压，低血压，脑动脉硬化，椎基底动脉供血不足，贫血等多种疾病。

眩晕最早见于《黄帝内经》，称其为"眩冒"。《素问·至真要大论》提到："诸风吊眩，皆属于肝。"《灵枢·海论》提到："髓海不足，则脑转耳鸣，胫酸眩冒。"《景岳全书》提到："无虚不作眩。"

患者眼前发黑，四肢无力，舌质苍白，虚象明显，故方中以山药、当归补益气血；患者汗出明显，故使用桂枝、白芍以调和营卫；患者寐差，睡眠欠安，则配伍酸枣仁养心补肝，柏子仁宁心安神，首乌藤连接阴阳，远志交通心肾，使得神归于心，血藏于肝；同时患者大便干，搭配火麻仁、郁李仁润下通便。诸药各得其所，不是单纯把注意力放在眩晕上，而是综合调理，故得奇效。

【医案108】郑某，男，68岁，2023年9月20日就诊。诉头晕20余年，间断发作，2天前加重，间断头晕，时有头胀，纳可，寐差，二便可，面色晦暗。舌红润，苔薄白，脉弦。

中医诊断：眩晕（肝阳上亢证）。

处方：决明子 30g，生石决明 30g，夏枯草 10g，野菊花 10g，川芎 10g，葛根 10g，莱菔子 10g，牛膝 10g，酸枣仁 20g，柏子仁 10g，远志 10g，合欢皮 10g，首乌藤 10g，桂枝 10g，柴胡 10g，白芍 20g。5 剂，水煎服，日两服。

按语： 眩晕虽有虚实之分，但临床往往虚实互见，或下虚上盛，本虚标实。一般初起发病急，证情重，体质较壮者多为实证；时间长、发病缓，证情由轻渐重，体质较差者多为虚证，或本虚标实证。

肝为风木之脏，体阴而用阳，其性刚劲，主动主升。素体阳盛，肝阳上亢，发为眩晕；或长期忧郁、恼怒，肝气郁结，气郁化火，使肝阴暗耗，风阳升动，上扰清窍，发为眩晕；或肾阴素亏，肝失所养，以致肝阴不足，肝阳上亢，发为眩晕。肝阳上亢型眩晕是临床中眩晕的一种症型，往往表现为头重脚轻、头昏、乏力、眩晕等症状，也可伴有脑袋发胀、身体乏力、精神状态较差、面色潮红、情绪易激动等。

这些症状出现是因为肝肾阴液不足，阴不敛阳导致肝阳上亢。因为肝阳上亢先是以肝阳为主，所以很多症状都在上部，如头面部为主，上亢时间过久会亢而化火，化身为火时，就会出现肝火的上炎，这时会伴发眼睛发红等症状。

处方以决明子搭配石决明、牛膝，以平肝清热，镇肝潜阳；患者头胀，舌红脉弦，考虑肝火上炎，用夏枯草、野菊花清泄肝火；用酸枣仁、柏子仁养心安神，远志交通心肾，首乌藤调和阴阳，解决患者寐差问题。

【医案 109】 冯某，男，82 岁，2023 年 9 月 13 日就诊。诉头晕 1 天，伴心悸，咽痛，恶心呕吐，汗出，纳少，寐欠安，小便可，大便不通。舌红，苔薄白，脉弦数。

中医诊断：眩晕（风阳上扰证）。

处方：石膏 20g，木香 10g，莱菔子 10g，大腹皮 10g，白术 10g，云茯苓 20g，当归 20g，桃仁 10g，火麻仁 10g，郁李仁 10g，枳壳 10g，厚朴 10g，山药 20g，生薏苡仁 30g，柴胡 10g，白芍 20g。5 剂，水煎服，日两服。

按语：《类证治裁·眩晕论治》言，"良由肝胆乃风木之脏，相火内寄，其性主动主升。或由身心过动，或由情志郁勃，或由地气上腾，或由冬藏不密，或由高年肾液已衰，水不涵木……以致目昏耳鸣，震眩不定。"其病性有虚实两端，属虚者居多，如阴虚易肝风内动，血虚则脑失所养，精亏则髓海不足，均可导致眩晕。属实者多由于痰浊壅遏，化火上蒙，或瘀血凝滞，经脉痹阻而形成眩晕。

肝乃风木之脏，其性主动主升，若肝肾阴亏，水不涵木，阴不维阳，阳亢于上，或气火暴升，上扰头目，则发为眩晕。

如痰湿中阻，郁久化热，形成痰火为患，甚至火盛伤阴，形成阴亏于下、痰火上蒙的复杂局面。再如肾精不足，本属阴虚，若阴损及阳，或精不化气，可以转为肾阳不足或阴阳两虚之证。

此外，风阳夹有痰火，肾虚可以导致肝旺，久病入络形成瘀血，故临床常形成虚实夹杂之证候。若中年以上，阴虚阳亢，风阳上扰，眩晕常发作者往往有中风暴厥的可能。针对患者脉弦数之象，以石膏清其火，以白芍柔其肝，以柴胡解其痛；考虑患者年长，体内有瘀血，再以桃仁、当归活血化瘀；再投郁李仁、火麻仁润下通便，搭配大腹皮行气利水，枳壳、厚朴开破下气，以解患者大便不畅之证。

【医案110】和某，男，62岁，2023年9月16日就诊。诉无任何诱因出现眩晕30余年，加重1天，时有视物模糊，间断耳鸣，时有咳嗽咳痰，时有反酸胃灼热，时有双下肢发凉，纳可，寐差，偶有小便不利，大便干。舌质红，苔薄黄，脉弦。

中医诊断：眩晕（肝阳上亢证）。

处方：决明子30g，生石决明30g，夏枯草10g，野菊花10g，川芎10g，葛根10g，莱菔子10g，牛膝10g，黄柏10g，知母10g，苍术10g，山药20g，砂仁15g，白豆蔻15g，木香10g。5剂，水煎服，日两服。

按语：肝阳上亢，临床又称为肝阳上逆，肝阳太旺盛，主要与患者肝肾阴虚、水不涵木、肝阳亢逆、气火上扰等有关系。临床上患者可以出现眩晕、耳鸣、头目胀痛、面色发红，性格比较急躁，容易发怒，容易出现心悸，容易健忘，睡眠质量比较差，经常做梦，腰膝酸软，经常口干、眼干，查体的时候能看到舌头发红、脉搏细数等相关症状。

"肝体阴而用阳"，肝体不足，肝用有余，则阳升风动，血随之上逆，风阳循经上扰清空，蒙蔽清窍而发头晕、头胀。《临证指南医案·中风》指出："肝为风脏，因精血衰耗，水不涵木，木不滋荣，故肝阳偏亢。"阳亢化热则伤阴，肝火灼阴则精血耗竭，阴血常不足，不能上濡耳目，故患者时有视物模糊，耳鸣。阳热上扰心神，故出现失眠多梦。舌红主实热、阴虚，弦脉主肝风上扰。综上所述，该患者证属阴虚肝阳上亢，治宜育阴平肝潜阳。

《类证治裁·肝气肝火肝风论治》指出："凡肝阳有余，必需介类以潜之，柔静以摄之……务清其营络之热，则升者伏矣。"治疗上应育阴清热，平潜亢阳。

处方中决明子、石决明等均有平肝息风之效。夏枯草直入肝经，清肝泻火之力强，与野菊花是一常用药对，二药相用则平肝潜阳，清泄肝火之力倍增。石决明重镇平肝，用于肝阳上亢之头痛眩晕，药质重性寒，擅清热平肝。

肝阳亢盛化火常耗伤肝阴，阴虚则生内热，相火亢盛则灼伤真阴，患者下肢发凉，已出现上盛下虚之象。如只滋阴而不泻相火，则真阴迟早被灼烁而尽。故方中加知母、黄柏以滋养真阴，清泄相火，加以牛膝补益肝肾，补泄兼施，可得万全。

【医案 111】陈某，女，51 岁，2023 年 9 月 21 日就诊。诉头沉头晕伴意识模糊 1 周，周身乏力，口苦无肢体麻木，无明显心悸不适，无胸闷、胸背痛，无肩臂放射痛，无咳嗽咳痰，纳可，寐安，无腹胀腹痛，大便调，小便可。舌暗，苔白，脉沉。

中医诊断：眩晕（气虚证）。

西医诊断：眩晕。

处方：白芍 20g，北柴胡 10g，柏子仁 10g，炒酸枣仁 20g，郁李仁 10g，火麻仁 10g，桃仁 10g，当归 20g，炒莱菔子 10g，牛膝 10g，葛根 10g，川芎 10g，野菊花 10g，夏枯草 10g，石决明 30g，炒决明子 30g。7 剂，水煎服，日两服。

按语：眩晕是以目眩与头晕为主要表现的病证。目眩是指眼花或眼前发黑，头晕是指感觉自身或外界景物旋转，二者常同时并见，故统称为眩晕。轻者闭目即止，重者如坐车船，旋转不定，不能站立，或伴有恶心、呕吐、汗出，甚则仆倒等症状。眩晕的发生主要与情志不遂、年老体弱、饮食不节、久病劳倦、跌仆坠损以及感受外邪等因素有关，内生风、痰、瘀、虚，导致风眩内动、清窍不宁或清阳不升，脑窍失养而突发眩晕。临证要中西合参，精准辨证。眩晕病位在脑，与肝脾肾等脏关系密切，或发于虚，或发于实，或标本相兼，虚实互见。故要舌、脉、症互参，先理清虚实、标本、缓急等辨证关键，再佐以经颅多普勒、X线、CT扫描，以及血脂、血糖等相关的辅助检查，方能恰当选方施治。现代医学中的良性位置性眩晕、后循环缺血、梅尼埃病、高血压病等以眩晕为主症者，均可参考本病辨证论治。

对于眩晕的辨治历代先贤多有卓见。肇始于《黄帝内经》之"诸风掉眩，皆属于肝"及"髓海不足，则脑转耳鸣，胫酸眩冒"等认识，历代医家对眩晕的治疗多有发挥。金元时期，李东垣认为，眩晕发于"脾胃气虚，痰浊上逆"，治以半夏白术天麻汤。朱丹溪力倡"无痰不作眩"，主张"治痰为先"。明代张景岳认为"无虚不作眩"，主张"治虚为先"。迨至近现代，诸多医家对眩晕的治疗也取得了较为丰富的经验。如郭子光教授自拟"眩晕方"（石决明、代赭石、夏枯草、半夏、泽泻、茯苓等），寓平肝、降逆、利湿为一体，有上病下治之义。对梅尼埃病、迷路炎、前庭神经元炎，以及脑性眩晕，如脑动脉硬化、高血压病等多种内伤实证之眩晕，均有显著的临床疗效。

处方为天麻钩藤饮与归脾汤合方加减。石决明平肝祛风降逆；牛膝引血下行，兼益肝肾；柴胡、莱菔子补气行气，柴胡兼散热升清，协川芎和血平肝；当归补血养心；酸枣仁、柏子仁宁心安神；白芍敛肝阴且缓急止痛；郁李仁、火麻仁、桃仁润肠活血；野菊花、夏枯草、炒决明子平肝息风。诸药合用，共奏补肝行气之功。

【医案112】杜某，男，59岁，2023年9月20日就诊。诉眩晕1周，症见：眩晕，无耳鸣，无视物模糊，无恶心呕吐，无胸闷胸痛，纳可，寐安，大小便可。舌暗，苔白，脉沉。

中医诊断：眩晕（肝阳上亢证）。

西医诊断：高血压。

处方：香橼10g，佛手10g，醋香附20g，郁金10g，白芍20g，柴胡10g，钩藤10g，天麻10g，炒莱菔子10g，牛膝10g，葛根10g，川芎10g，野菊花10g，夏枯草10g，石决明30g，炒决明子30g。7剂，水煎服，日两服。

按语：眩晕是以头晕、眼花为主要临床表现的一类病症，轻者闭目可止，重者如坐车船，旋转不定，不能站立，或伴有恶心、呕吐、汗出、面色苍白等症状。其病机为风、火、痰、瘀上扰清窍或精亏血少，清窍失养。张景岳从阴阳相互依存原理及人体是一个有机整体出发，认为眩晕的病因病机为"虚者居其八九，而兼火兼痰者，不过十中一二耳"。

我国最近的高血压患病率数据结果显示，平均约每4个成人中就有1例高血压患者，全国高血压总患病人数高达2.44亿人，而这个数据还不包括大量的血压临界值人群（血压在120～139/80～89mmHg范围）。无论是新增的高血压1级患者，还是合并明显靶器官损害的中高危高血压患者，都应该被重视，给予相应的个体化治疗方案。

处方为天麻钩藤饮加减。方中钩藤主治头旋目眩，天麻主治头痛眩晕，两者共奏平肝潜阳之功；牛膝可逐瘀通经，引血下行，石决明清肝明目，平肝潜阳，两者具有平肝息风之效。全方配伍，共奏活血通络，平肝潜阳之功。

【医案113】张某，男，64岁，2023年9月21日就诊。诉阵发眩晕1周，症见：间断眩晕，咳嗽，无明显心悸不适，纳可，寐欠佳，易醒，大小便可。舌暗，苔白，脉沉。

中医诊断：眩晕。

处方：白芍20g，柴胡10g，木香10g，麦冬30g，葛根10g，地黄20g，合欢皮10g，远志10g，柏子仁10g，酸枣仁20g，茯苓20g，白术10g，川芎10g，荆芥10g，白芷10g，金银花10g。7剂，水煎服，日两服。

按语：眩晕是临床上常见的一种病症，包括眩和晕两种表现。眩是指自觉视物不清，眼前发黑；而晕指视物或自觉自身旋转，伴头晕。中医学认为，眩晕的病因是体虚、情志、饮食、外伤、劳倦等引发风、火、痰、瘀、虚侵袭脑窍，脑窍失养，而引发眩晕。中医古籍对眩晕的病因病机有丰富的阐释。《黄帝内经》云"诸风掉眩，皆属于肝"，旨在说明因风致眩晕，与肝相关。刘完素在《河间六书》云"风火皆属阳，多为兼化，阳主乎动，两动相搏，则为之旋转"，提出火致眩晕的观点。

美国耳鼻喉科头颈外科学会将眩晕定义为一种运动性或位置性幻觉，是多个系统病变导致的机体对空间定位和重力关系体查能力的障碍。临床表现包括头昏、头胀、头重脚轻、脑内摇晃、眼花等。眩晕病因复杂，包括中枢性病因及周围性病因。眩晕具有较高的发病率。国外报道眩晕患病率高达 7%；流行病学研究显示，美国成人头晕及平衡障碍的年患病人数超过 3300 万，年患病率为 14.8%。很多原因都会给患者造成长期的心理负担和经济负担。

天麻钩藤饮由钩藤、天麻、黄芩、石决明、益母草、桑寄生、川牛膝和杜仲等数味药材组成。其中，天麻、钩藤为君药，有平肝息风之效。石决明平肝潜阳，清肝明目；牛膝活血祛瘀；桑寄生祛风湿，强筋骨，上述共为臣药。益母草利水消肿，清热解毒；栀子泻火除烦，凉血止血；杜仲补肝肾；首乌藤和茯神宁心安神。处方中加合欢皮、远志、柏子仁、酸枣仁增强宁心安神功效。诸药协同，共奏平肝息风，清热活血之效。

【医案 114】罗某，女，67 岁，2023 年 9 月 21 日就诊。诉阵发头晕 1 周，症见：阵发头晕，无恶心呕吐，无肩臂放射痛，纳可，寐安，大便调，小便可。舌红，苔薄白，脉沉。

中医诊断：眩晕。

西医诊断：高血压。

处方：合欢皮 10g，远志 10g，白芍 20g，柴胡 10g，柏子仁 10g，酸枣仁 10g，桂枝 10g，砂仁 10g，莱菔子 10g，牛膝 10g，葛根 10g，川芎 10g，野菊花 10g，夏枯草 10g，石决明 30g，决明子 30g。14 剂，水煎服，日两服。

按语：眩是指眼花或眼前发黑，晕是指头晕甚或感觉自身或外界景物旋转，两者通常同时并见，故统称为"眩晕"。眩晕主要与肝、脾、肾密切相关，病机可分为内伤、外感两大类，《伤寒杂病论》有"心下有痰饮，胸胁支满，目眩，苓桂术甘汤主之""卒呕吐，心下痞，膈间有水，眩悸者，小半夏加茯苓汤主之"等记载，说明张仲景认为痰致眩晕。王清任在《医林改错》中使用通窍活血汤治疗眩晕，认为瘀致眩晕，活血化瘀可治眩晕。

高血压的临床表现是以体循环动脉血压（SBP 和／或 DBP）增高为主的心血管综合征，长期高血压是冠状动脉疾病、心脏衰竭、慢性肾脏病及痴呆症等病症的主要危险因子。2018 年全国高血压调查显示，我国 18 岁及以上年龄人群高血压的加权患病率为 23.2%，高血压总患病人数多达 2.44 亿人。高血压已经成为中国亟待解决的公共卫生问题，高血压与并发症给社会带来了沉重的疾病经济负担。

基于患者病情，本案处方中合欢皮、远志、柏子仁、酸枣仁宁心安神，白芍滋补肝肾，柴胡疏肝解郁，砂仁、莱菔子行气降气，牛膝活血祛瘀，葛根清热解肌，川芎行气活血，野菊花、夏枯草、石决明、决明子清肝泻火。诸药合用，以达平肝息风，行气活血之效，促进眩晕症状恢复，达到治疗目的。

【医案 115】刘某，女，81 岁，2023 年 7 月 5 日因"间断头晕头胀 30 年，加重 2 小时"入院。患者 30 年前无明显诱因出现间断头晕头胀，无一过性黑矇晕厥，无明显心前区及后背部疼痛，后诊断为"高血压"，平素不规律口服"苯磺酸氨氯地平、替米沙坦"。今日晨起后患者自觉头晕头胀较前加重，测血压：212/90mmHg，自行口服"硝苯地平缓释片"后症状缓解不明显，遂就诊于我院急诊，测血压 172/68mmHg，随机血糖 6.9mmol/L，心电图示窦性心律，V_6 导联 ST 段压低，T 波倒置。头颅 CT 示双侧基底节区腔隙梗死及软化；脑白质稀疏；脑萎缩；脑干密度欠均匀。建议住院进一步诊治，由急诊以"高血压"收入我科。症见：神清，精神可，间断头晕头胀，无耳鸣耳胀，无恶心呕吐，无视物模糊及一过性黑矇，间断心悸，乏力，汗出，无明显心前区及后背部疼痛，无胸闷憋气，无咳嗽咳痰，无腹痛腹泻，纳少，寐差，小便正常，大便可，每日 1 次。舌质红，苔薄，苔色白，语声正常，气息平和，脉弦。

中医诊断：眩晕（痰湿中阻证）。

西医诊断：高血压亚急症。

处方：瓜蒌 30g，薤白 10g，延胡索 10g，莱菔子 10g，川芎 10g，白术 10g，茯苓 20g，木香 10g，半夏 10g，黄芩 10g，陈皮 10g，鸡内金 15g，砂仁 10g，白豆蔻 10g，葛根 10g。

按语： 高血压是以体循环动脉血压持续升高为主要特征，血压长期升高易导致靶器官如心、肾、脑、血管的损伤，严重时易引发卒中、心肌梗死、肾功能衰竭等危及生命的并发症。高血压是全球心血管疾病和全因死亡率的主要可预防危险因素，与血压升高相关的心血管及肾脏疾病给家庭和社会带来巨大的经济负担。

眩晕病因复杂，可分为情志不遂，年高肾亏，病后体虚，饮食不节，跌仆损伤，瘀血内阻等因素。病位虽然在头窍，实则与肝、脾、肾三脏相关。眩晕发无定时，治眩须得求本。辨证宜先辨相关脏腑，调制有序；次辨标本虚实，论治有基。

处方中运用瓜蒌薤白半夏汤加减。瓜蒌薤白半夏汤，来源于《金匮要略》，有行气解郁，通阳散结，祛痰宽胸的功效。《金匮要略·胸痹心痛短气病脉证治》云："胸痹不得卧，心痛彻背者，瓜蒌薤白半夏汤主之。"在疾病治疗中，瓜蒌薤白半夏汤的效果显著。处方中运用瓜蒌宽胸化结，散热涤痰；薤白顺气散结，通阳导滞；延胡索活血，行气，止痛；莱菔子消食除胀，降气化痰；川芎行气开郁，活血止痛；白术健脾益气，燥湿利水，止汗；茯苓利水渗湿，健脾，宁心安神；木香行气止痛，温中和胃；半夏化痰去浊；黄芩清热燥湿，泻火解毒，止血；陈皮理气健脾，燥湿化痰；鸡内金健脾消食；砂仁化湿开胃，温脾理气；白豆蔻化湿消痞，行气温中，开胃消食；葛根解肌退热，生津，升阳止泻。

【医案 116】 刘某，女，53 岁，2023 年 7 月 19 日就诊。诉眩晕伴失眠 1 周。症见：眩晕伴失眠 1 周，无明显心悸不适，无胸闷、胸背痛，无肩臂放射痛，无乏力，无咳嗽咳痰，纳可，无腹胀腹痛，大便调，小便可。舌紫暗，苔白，脉沉。

中医诊断：眩晕（肝阳上亢证）。

西医诊断：高血压。

处方：知母10g，莲子心10g，首乌藤10g，桂枝10g，白芍20g，北柴胡10g，合欢皮10g，制远志10g，柏子仁10g，炒酸枣仁20g，炒莱菔子10g，茯苓20g，白术10g，醋延胡索10g，薤白10g，蜜瓜蒌子15g，瓜蒌皮15g。14剂，水煎服，日两服。

按语：高血压是以体循环动脉血压持续升高为主要特征，血压长期升高易导致靶器官，如心、肾、脑、血管的损害，严重时易引发卒中、心肌梗死、肾功能衰竭等危及生命的并发症。高血压是全球心血管疾病和全因死亡率的主要可预防危险因素，与血压升高相关的心血管及肾脏疾病给家庭和社会带来巨大的经济负担。

眩晕是临床的常见疾病，多由前庭系统病变引起，患者常有旋转、晃动、恶心、呕吐、心慌、汗出等症状。眩晕的发病率较高，对患者的日常生活和工作困扰很大。在中医学理论中，眩晕多由气血不足、肝阳上亢、痰瘀内阻等因素导致，治疗应以补虚泻实，调和阴阳为主。同时结合患者自身情况，做到辨证论治，同病异治。

本案处方运用酸枣仁汤合瓜蒌薤白白酒汤加减。酸枣仁汤始载于东汉张仲景的《金匮要略》，是一张补血调肝、养心安神、清热除烦的经典名方。瓜蒌薤白白酒汤，具有通阳散结，行气祛痰之功效，主治胸痹。处方中知母清热泻火，滋阴润燥；莲子心清心安神，交通心肾；首乌藤养血安神，祛风通络；桂枝温心阳以化阴血；白芍可柔肝止痛，平抑肝阳；北柴胡和解表里，疏肝升阳；合欢皮解郁安神，活血消肿；制远志镇心安神；柏子仁养心安神，润肠通便，止汗；炒酸枣仁养肝，宁心，安神，敛汗；炒莱菔子消食除胀，降气化痰；茯苓利水渗湿，健脾，宁心安神；白术健脾益气，燥湿利水，止汗；醋延胡索活血，行气，止痛；薤白通阳散结，行气导滞；蜜瓜蒌子润肺止咳，润肠通便；瓜蒌皮清热化痰，利气宽胸。

【医案117】刘某，女，83岁，2022年7月15日就诊。诉间断头晕头胀40余年，加重1天。症见：间断头晕头胀，伴胸闷憋气，时有背部压迫感，伴右上肢麻木，无视物旋转，无头痛，无心前区疼痛，无心悸，无咳嗽咳痰，无反酸胃灼热，纳寐差，夜尿频，大便干。舌质红润，苔薄，苔色白，脉象弦滑。

中医诊断：眩晕（气滞血瘀证）。

西医诊断：高血压。

处方：玄参10g，生地黄20g，麦冬30g，桂枝10g，柴胡10g，白芍20g，郁金10g，香附20g，瓜蒌30g，莱菔子10g，焦山楂10g，焦麦芽10g，焦神曲10g，鸡内金15g，木香10g，酸枣仁20g，当归20g，桃仁10g。7剂，水煎服，日两服。

按语：眩晕是临床上常见的症状之一，是很多神经系统疾病共有的一种临床表现。眩晕是一种运动性或位置性错觉，常表现为旋转、倾倒起伏等感觉。中医药在眩晕的防治领域积累了大量经验，认为眩晕是由多种病因引发脑髓空洞、清窍失养或痰火上逆、扰动清窍所导致。

高血压是临床常见慢性疾病，其病因尚不明确，可能与遗传、环境等因素有关。高血压发病后以血压异常升高为主要特征，若未及时进行治疗，可累及心脑血管、损害血管内皮功能，进而引发如心脑血管疾病、肾脏疾病等并发症，由此损害人体生理功能。高血压具有病程长，治愈率低等特点，因此患者需终身服药，以减缓疾病进展，减轻疾病危害，使其生命安全与生活质量得到维护。

处方由血府逐瘀汤加减而来。血府逐瘀汤以活血化瘀而不伤正、疏肝理气而不耗气为特点，达到运气活血、祛瘀止痛的功效。本方为王清任用于治疗"胸中血府血瘀"诸症之名方，即由肝郁气滞、气滞血瘀所致头痛、胸痛、憋闷、急躁、肝气病及用归脾治疗无效的心跳心慌、胸不任物或胸任重物、夜睡多梦、失眠不安、发热、饮水即呛、干呕、呃逆、食从胸后下等症，效果显著。

【医案118】姚某，女，71岁，2023年7月18日就诊。诉头晕、恶心呕吐伴左下肢乏力7天。症见：偶有头晕，左下肢乏力，无言语謇涩，无肢体活动不利，无视物旋转，无一过性黑矇及晕厥，无恶心呕吐，未诉胸闷憋气，无心前区及背部疼痛，无心悸，无发热，无咳嗽咳痰，无胃痛胃胀，纳少，寐安，二便调。

中医诊断：眩晕（肝阳上亢证）。

西医诊断：高血压。

处方：决明子 30g，生石决明 30g，夏枯草 10g，野菊花 10g，川芎 10g，葛根 10g，莱菔子 10g，牛膝 10g，天麻 10g，钩藤 10g，柴胡 10g，白芍 20g，郁金 10g，香附 20g，白术 10g，茯苓 20g。7 剂，水煎服，日两服。

按语： 高血压约占全球死亡人数的 1/3，是心血管疾病最重要的风险因素之一。高血压是导致心血管疾病、过早死亡和 2 型糖尿病的最重要的可预防风险因素之一。其发病率和严重程度在人的一生中不断增加。目前，高血压的病理生理学尚不清楚，95%～97% 的高血压病例病因不明，被称为原发性高血压。原发性高血压是一种多因素的疾病，其病因涉及多种环境和遗传因素。高血压是全球心血管疾病和过早死亡的主要原因，有 11.3 亿人受到高血压的影响。虽然高血压是一种可预防和可改变的心血管疾病风险因素，但其预防和控制在许多发展中国家尚未得到适当的重视。最近许多关于高血压诊断和管理的指南都强调，应量化心血管疾病的总风险，以便根据总风险的程度而不是仅仅根据血压升高的程度来确定个性化治疗的类型和强度。因此，识别心血管疾病高风险患者将有助于及早进行高血压治疗，从而减少血管损伤的进展。

眩晕病因复杂，临床需根据患者虚实情况配合疏解、平肝、清热、涤痰、补虚诸法，调整处方用药，力求扶正祛邪并用，视为正治。眩晕之病，起病于微，受扰于外，内外诸邪，杂合作祟，渐困渐重，病程迁延，治疗不易。故诊治眩晕当遵"圆机活法，灵动以对"为原则，如证不变，法亦不变，法若不变，当守常法，则方不改；证若有变，法随证转，方随法更，灵活应对，不落窠臼。

天麻钩藤饮加减方中，君药天麻、钩藤联合应用，能够产生解痉息风，定眩晕等效果；臣药包括牛膝、决明子和石决明，分别可以产生平肝息风潜阳的功效，同时这三种药物联合还可以辅助君药产生息风平肝的效果；夏枯草、野菊花入肝经，可清泻肝火；川芎、葛根走而不守，可活血行气；莱菔子、牛膝引气血下行；柴胡和解疏散，可防白芍酸寒敛阴太过而致肝气郁结，白芍养血敛阴，可防柴胡疏散太过，二者既能疏肝理气相须为伍，又可相互辅佐，养血柔肝，相使为用；郁金、香附均为气中之血药，既能疏肝理气相须为伍，又可相互辅佐，养血柔肝，相使为用；白术、茯苓健脾渗湿。诸药合用，可平肝潜阳，安神定眩。

【医案 119】刘某，女，68岁，高血压病史10年，平素口服替米沙坦、硝苯地平缓释片降压，近期血压控制不佳，诉近2天出现头晕，头胀，伴眼部充血，眼干涩，口苦，反酸胃灼热，时有周身疼痛和左侧颈部疼痛，无胸闷憋气，无视物旋转，无恶心呕吐，纳差，寐差，小便可，大便不成形。舌质暗红，苔薄白，脉弦。

中医诊断：眩晕（肝阳上亢证）。

西医诊断：高血压。

处方：决明子30g，生石决明30g，夏枯草10g，野菊花10g，川芎10g，葛根10g，莱菔子10g，牛膝10g，柴胡10g，白芍20g，郁金10g，香附10g，酸枣仁20g，柏子仁10g，远志10g，合欢皮10g。7剂，水煎服，日两服。

按语：高血压是一种以体循环动脉压升高、外周动脉阻力增高伴心排血量、血容量增加为特征的临床疾病。一项高血压流行病学调查发现，中国18岁以上高血压患者达2.45亿人，患病率为23.2%，而知晓率、控制率仅为46.9%和15.3%，反映了我国高血压的严峻防控形势。当前高血压的治疗仍以西医西药治疗为主，西药虽能短期快速降压，但服药时需明确药量、多药合用甚至终身服用，且具有不良反应、血压控制不稳、预防并发症不显著的特点；而中药在治疗高血压时，多从整体出发，强调辨证施治，重在平调脏腑气血，协调脏腑阴阳，越来越受到人们的关注。

中医学无高血压病名，根据临床症状，将此病归属于中医学"眩晕"范畴。中医学认为，风、火、痰、瘀、虚是形成眩晕的主要病理因素，脏腑功能失调、风火痰瘀互结及气机逆乱是导致眩晕的基本病因；肝阳上亢、上扰清窍为核心病机。由于人口老龄化，高血压老年患者逐年增加，年过六旬，或肾精亏耗，或久病伤肾，皆可导致肝肾之阴不足。根据中医学理论，阴虚则阳亢。根据五行相克关系，肾属水，肝属木，肾阴不足，水不涵木，则肝失濡养，肝阳上亢，上扰清窍，发为眩晕。本案处方为天麻钩藤饮加减而成，赵英强教授根据疾病发生发展过程中患者本身正虚、邪实程度，以及兼证的变化，根据不同归经的中药进行配伍。由于眩晕病位在肝，累及他脏，在临床治疗上以平肝潜阳为主，故用牛膝、莱菔子作为肝经引经药，引气血下行；决明子、野菊花同归肝经，也可平抑肝阳。葛根性平，有很好的降压功效；香附为气中之血药，川芎为血中之气药，二者相配，气血并治，行气活血，相辅相成；柴胡与白芍配伍，具有相反相成的关系。郁金入心、肝、胆经，具有凉血破瘀，行气解郁，清心利胆之效，有血中气药之名；柴胡和解疏散，可防白芍酸寒敛阴太过而致肝气郁结，白芍养血敛阴，可防柴胡疏散太过而劫肝阴，既能疏肝理气相须为伍，又可相互辅佐，养血柔肝，相使为用。两药配伍应用可作为柴胡疏肝散、逍遥散、四逆散的主要药对。赵英强教授在调肝的同时，常用养心安神药，改善睡眠情况，如酸枣仁、远志、合欢皮、柏子仁等。在临床治疗高血压时，以平肝潜阳为主，兼以化痰散瘀、养血安神为辅，随症加减方药，对症施治，既能降低血压，又能提高生活质量。

【医案 120】孙某，女，70岁，神清，精神可，间断胸闷憋气，伴汗出，无明显心前区及背部疼痛，无心悸，间断头晕头痛，视物旋转，双下肢乏力，走路左偏，无一过性黑矇及晕厥，无言语及肢体活动不利，恶心，无呕吐，无发热，无咳嗽咳痰，无腹痛腹胀，纳差，寐可，二便可。舌质暗紫，苔薄白，脉弦滑。

中医诊断：眩晕（肝阳上亢证）。

西医诊断：高血压，冠心病，冠状动脉支架置入术后。

处方：决明子30g，生石决明30g，夏枯草10g，野菊花10g，川芎10g，葛根10g，莱菔子10g，牛膝10g，柴胡10g，白芍20g，酸枣仁20g，柏子仁10g，远志10g，合欢皮10g，当归20g，桃仁10g。7剂，水煎服，日两服。

按语：高血压是常见的慢性病之一，与脑卒中、冠心病等疾病具有高度相关性，是心血管疾病的重要危险因素。高血压病的主要临床表现为头痛、头晕，属中医学"头痛""眩晕""肝风"等范畴。主要为饮食不节、情志不遂、年高肾亏、跌仆外伤等因素，导致肝脾肾功能失调，肝阳上冲，风火内动，痰瘀互结而发病。发病机制主要为本虚标实，病位与五脏相关，但主要责之于肝肾。肝为风木之脏，主升主动，体阴而用阳，肝之阴阳失调，则肝阳上亢，虚风内动，脑窍受扰，发为眩晕。《素问·至真要大论》曰："诸风掉眩，皆属于肝。"明确指出了眩晕的发生与肝密切相关。《丹溪心法·头眩》曰："无痰则不作眩。"《仁斋直指方》曰："瘀滞不行，皆能眩晕。"赵英强教授认为肝肾失调，痰瘀阻络是高血压发生发展的关键，应以"平肝潜阳，化痰行瘀"为治疗大法。

本案处方为天麻钩藤饮加减而成，原方为平肝降逆之方，在此基础上随症加减用药，临床效果显著。石决明、决明子相配，清肝明目，平肝潜阳，清镇并施，降压止眩，主治肝阳上亢之头昏眩晕，血压升高等；牛膝、莱菔子引气血下行；夏枯草、菊花均入肝经，菊花善清上焦之风热，并清泄肝热而明目，夏枯草有泻火清肝散结之长；川芎辛香，活血行气，上达巅顶止痛；柴胡和解疏散，可防白芍酸寒敛阴太过而致肝气郁结，白芍养血敛阴，可防柴胡疏散太过而劫肝阴，既能疏肝理气相须为伍，又可相互辅佐，养血柔肝，相使为用。

【医案 121】赵某，女，63 岁，有前降支支架置入史，血压升高史。神清，精神可，间断胸闷，伴心悸、心烦，无心前区及背部疼痛，乏力，偶有头晕，双上肢麻木，未诉头痛，无视物旋转，无黑矇晕厥，无发热，无咳嗽咳痰，无恶心呕吐，无反酸胃灼热，纳差，寐差，二便可。舌质暗紫，苔白润，脉细涩。

中医诊断：眩晕（肝阳上亢证）。

西医诊断：冠心病；冠状动脉支架置入状态；高血压；颈椎病。

处方：决明子 30g，生石决明 30g，夏枯草 10g，野菊花 10g，川芎10g，葛根 10g，莱菔子 10g，牛膝 10g，柴胡 10g，白芍 20g，郁金 10g，香附 20g，佛手 10g，香橼 10g，桂枝 10g，酸枣仁 10g。7 剂，水煎服，日两服。

按语：高血压患者年龄 ≥ 65 岁，称为老年高血压，具有单纯收缩压高、脉压大的特点，其发病率随着人口老龄化的加剧而升高。我国一项老年高血压现状分析显示，老年高血压的患病率为 53.24%，知晓率为 57.08%，而控制率仅为 18.20%。与青年高血压不同，老年高血压如果没有得到积极有效的控制，则更易发生脑梗死、心肌梗死等严重并发症。目前其治疗药物主要有 β 受体阻滞药、钙离子通道阻滞药、利尿药、血管紧张素转换酶抑制药、血管紧张素 II 受体阻滞药。在西医治疗时，五大类主要降压药物可单独应用或联合使用，但其控制率仍处于极低水平，而近些年发现中医干预血压的调控疗效显著。

老年高血压患者逐年增加，年过六旬，或肾精亏耗，或久病伤肾，皆可导致肝肾之阴不足。根据中医学理论，阴虚则阳亢。根据五行相克关系，肾属水，肝属木，肾阴不足，水不涵木，则肝失濡养，肝阳上亢，上扰清府，发为眩晕。《丹溪心法·头眩》记载："头眩，痰，挟气虚并火。治痰为主，挟补气药及降火药。无痰则不作眩，痰因火动。"诸多中医典籍将痰饮作为眩晕发展的主要病机，随着生活条件的改善，越来越多人喜食肥甘厚味，导致日常饮食无节，以及当代生活节奏过快，生活压力增大，导致人们过度忧思焦虑、疲劳等。日久损伤脾胃，脾主运化，脾虚则水谷精微运化失调，致痰浊中阻，清阳升达不畅，发为眩晕。

天麻钩藤饮，出自《中医内科杂病证治新义》，是中医治疗肝阳上亢型高血压等病的经典方剂。该方以平肝降逆为核心，辅以清热、活血、安神等药，对改善肝厥头痛、眩晕、失眠等症状有显著效果。赵英强教授以天麻钩藤饮为基础，随症加减，治疗高血压及其相关症状，如头昏眩晕、视物不清、头痛头胀等，旨在通过平肝潜阳、化痰行瘀，使人体阴阳趋于平衡状态，从而达到降低血压、减少并发症、保护靶器官、提高生活质量的目的。现代药理研究表明，方中黄芩、杜仲、益母草、桑寄生等药物具有降压作用，葛根能够直接扩张血管，有显著的降压效果。这些研究为天麻钩藤饮加减方在临床中的应用提供了科学依据。

【医案 122】李某，女，63 岁，2023 年 9 月 26 日就诊。诉间断头昏沉半个月余。症见：间断头昏沉，头胀不适，口角流涎，无胸闷胸痛，无恶心呕吐，无咳嗽咳痰，口干，自汗，纳可，寐差，二便调。舌红，苔白，脉弦滑。

中医诊断：眩晕。

处方：决明子30g，石决明30g，夏枯草10g，野菊花10g，川芎10g，葛根10g，莱菔子10g，牛膝10g，天麻10g，钩藤10g，柴胡10g，白芍20g，郁金10g，香附20g，白术10g，茯苓20g。7剂，水煎服，日两服。

按语：眩晕是临床上一种较为常见的症状，包括眩和晕两种表现。眩是指自觉视物不清，眼前发黑；而晕指视物或自觉自身旋转，伴头晕。因眩和晕两种表现常伴随出现，故总称为眩晕。眩晕发无定时，症状有轻有重。轻者晕时或晕后休息即可缓解不适，重者会出现呕吐、步态不稳等。

眩晕主要与肝、脾、肾密切相关，病机可分为内伤、外感两类，因风、火、痰、瘀等因素导致眩晕属于内伤；外感六淫之邪，阻滞清窍，引起眩晕为外感所致。《医宗己任编·眩晕》云："眩晕之病，悉属肝胆两经风火。"说明肝胆气机失衡可诱发眩晕。《灵枢·口问》云："上气不足，则脑为之不满，耳为之苦鸣，头为之苦倾，目为之眩。"充分说明了眩晕的特点。历代医家认为，肝肾阴亏，肝阳上逆，水不涵木，气火上扰，从而引发眩晕。肝阳上亢证为临床常见证型，滋补肝肾，平肝潜阳为主要治疗原则。

天麻钩藤饮中钩藤主治头旋目眩，天麻主治头痛眩晕，两者为君药，共奏平肝潜阳之功；牛膝可逐瘀通经，引血下行，石决明清肝明目，平肝潜阳，二者为臣药，具有平肝息风之效；栀子、黄芩利湿凉血、清肺泻火，益母草活血化瘀；桑寄生、杜仲强筋健骨、补益肝肾，首乌藤、茯神安神宁心、祛风通络，共为佐药，可清肺补肾、活血化瘀；甘草调和诸药。全方配伍，共奏活血通络，平肝潜阳之功。

【医案123】齐某，女，66岁，2023年9月22日就诊。诉间断头晕2天。症见：头晕头胀，无头痛，后背偶有沉重感，无胸闷憋气，无咳嗽咳痰，无恶心反酸，纳可，寐差，二便调。舌质红，苔润，脉弦。

中医诊断：眩晕（肝阳上亢证）。

西医诊断：高血压。

处方：决明子 30g，石决明 30g，夏枯草 10g，野菊花 10g，川芎 10g，葛根 10g，莱菔子 10g，牛膝 10g，酸枣仁 20g，柏子仁 10g，远志 10g，合欢皮 10g，柴胡 10g，白芍 20g，桂枝 10g，首乌藤 10g。7 剂，水煎服，日两服。

按语：中医学认为，眩晕的主要病因为气血不足、卫气虚弱，尤其老年人群体气血俱虚，髓海不充，肾水不足。《灵枢·海论》提到"髓海不足，则脑转耳鸣，胫酸眩冒"，指出因虚致眩。明清后，开始盛行"瘀滞不行，皆能眩晕"一说，如《医林改错》中提出逐瘀方剂，进一步丰富眩晕的诊治方法。

高血压在临床上属于一种常见病，指静息情况下血压值大于或等于 130/80mmHg。高血压被视为影响人类健康的"无形杀手"，具有患病率高、治疗难度大、并发症多的特点。眩晕是高血压的一种常见并发症，临床以头晕目眩为主要表现，轻者闭目即可缓解，严重者会出现旋转不定、无法站立，且常伴发恶心呕吐、冒汗、脸色苍白等症状。

处方中决明子、石决明平肝潜阳，清肝明目；夏枯草、野菊花清肝泻火；川芎活血化瘀，祛风行气；葛根升举阳气；莱菔子行气降气；牛膝可活血化瘀，引血下行；酸枣仁、柏子仁、远志、合欢皮、首乌藤安神宁心；柴胡入肝经，疏肝解郁；白芍滋阴养血，柔肝平阳；桂枝温通经脉。诸药合用，共奏平抑肝阳，祛风行气之功。

【医案 124】陈某，女，66 岁，2023 年 9 月 21 日就诊。诉间断头晕 30 余年，加重半月，症见：间断头晕伴头痛，时有胸闷憋气，后背部胀痛，无胸痛汗出，无心悸不适，无发热寒战，偶有恶心，无呕吐，纳一般，寐差，二便可。舌暗紫，苔薄白，脉弦。

中医诊断：眩晕。

西医诊断：冠心病。

处方：决明子 30g，石决明 30g，夏枯草 10g，野菊花 10g，川芎 10g，葛根 10g，莱菔子 10g，牛膝 10g，酸枣仁 20g，柏子仁 10g，远志 10g，合欢皮 10g，柴胡 10g，白芍 20g，桂枝 10g，首乌藤 10g，天麻

20g。7剂，水煎服，日两服。

按语： 眩晕的病因是体虚、情志、饮食、外伤、劳倦等引发风、火、痰、瘀、虚侵袭脑窍，脑窍失养，而发为眩晕。中医古籍对眩晕的病因病机有丰富的阐释。《黄帝内经》云"诸风掉眩，皆属于肝"，旨在说明因风致眩晕，与肝相关。刘完素在《河间六书》提出"风火皆属阳，多为兼化，阳主乎动，两动相搏，则为之旋转"，提出火致眩晕的观点。

冠心病是一种常见的心血管疾病，其致病率高、易于流行，患病主要集中于中老年人群。冠心病主要由脂质代谢异常引起，机体血液中多余脂类物质的堆积，造成动脉粥样硬化，最终导致冠心病。临床上主要采用冠状动脉支架置入术或移植术进行治疗，对于冠心病患者要倡导早预防、早发现、早治疗。冠心病具有易反复发作的特点，并且病情逐次加重，会有心绞痛逐步向心肌梗死和心力衰竭发展趋势。

处方中决明子、石决明、夏枯草、野菊花清肝明目，平抑肝阳；川芎行气活血之要药；葛根、莱菔子，一升一降，以达行气降气之用；牛膝活血化瘀，引血下行；酸枣仁、柏子仁、远志、合欢皮疏肝解郁，养血安神；柴胡疏肝解郁；白芍、桂枝调和营卫；天麻可祛风化痰，息风止痉。诸药合用，共奏疏肝解郁，息风止眩之功。

【医案125】 梁某，女，86岁，2023年9月21日就诊。诉一过性晕厥6个小时，症见：间断心悸，无恶心呕吐，腹胀，双下肢无力，右足麻木，咳嗽咳痰，痰白质稀易咳，无发热，无胸闷憋气，时有反酸胃灼热，双眼视物模糊，易流泪，纳差，寐不安，大便3～4天一行，排便无力，小便可。舌红，苔薄白，脉沉细。

中医诊断：眩晕。

处方：决明子30g，石决明30g，夏枯草10g，野菊花10g，川芎10g，葛根10g，莱菔子10g，牛膝10g，白术10g，茯苓20g，山药20g，薏苡仁30g，当归20g，木香10g，火麻仁10g，郁李仁10g。7剂，水煎服，日两服。

按语： 眩晕是指机体对空间定位产生障碍而发生的一种运动型错觉或幻觉，表现为周围环境和（或）自身旋转，有摇摆不稳、晃动、头重脚轻感，临床上多发于中老年人，其发病机制复杂，与个人体质密切相关，症状明显。老年患者发生眩晕的概率较大，一般女性多于男性，多由于颈椎病、血管硬化、脑血管病变等诱发，病理基础为老年患者动脉硬化，血液黏稠。《景岳全书》提出"无虚不作眩""无痰不作眩"的观点。

心源性晕厥是指由心脏疾病所致一过性脑供血不足产生短暂的意识障碍综合征。心源性晕厥被认为是心脏病的先兆，其病因不同，在预防和处理方法上各有不同。首先要明确晕厥是属于心源性还是非心源性，通常要对患者进行心电图、动态心电图、心脏超声多普勒等检查，以确定不同的心律失常、心脏疾病；同时要对心脏功能及心律失常血流动力学进行评估，必要时作 DSA，以明确心源性晕厥的类型。

方中决明子、石决明、夏枯草、野菊花清肝明目，平抑肝阳；川芎行气活血之要药，葛根、莱菔子，一升一降，以达行气降气之用；牛膝活血化瘀，引血下行；白术、茯苓、山药、薏苡仁利水渗湿，健脾和中；当归、木香两药相伍，活血行气；火麻仁、郁李仁润肠通便。各药相互配合，共奏平抑肝阳，息风止痉之功。

【医案 126】王某，男，62 岁，2023 年 9 月 27 日就诊。诉眩晕月余，头沉耳鸣，胸闷，心悸，活动后加重。双下肢乏力，无肩臂放射痛，无乏力，纳可，寐差，二便可。舌质暗，苔薄白，脉沉。

中医诊断：眩晕（肝阳上亢证）。

处方：白芷 10g，醋香附 10g，郁金 10g，白芍 10g，北柴胡 10g，钩藤 10g，天麻 10g，合欢皮 10g，制远志 10g，柏子仁 10g，炒酸枣仁 10g，炒莱菔子 10g，葛根 10g，川牛膝 10g，川芎 10g，野菊花 10g，夏枯草 10g，石决明 15g，炒决明子 30g。7 剂，水煎服，日两服。

按语：肝阳上亢，临床又称为肝阳上逆，是肝阳太旺盛，主要与患者肝肾阴虚、水不涵木、肝阳亢逆、气火上扰等有关系。临床上患者可以出现眩晕、耳鸣、头目胀痛、面色发红，性格比较急躁，容易发怒，容易出现心悸，容易健忘，睡眠质量比较差，经常做梦，腰膝酸软，经常出现口干、眼干，查体的时候能看到舌头发红、脉搏细数等相关的症状。

　　肝阳上亢型眩晕的病机是风阳上扰，肝火上炎，其病性为本虚标实，一般多由肝肾阴虚、水不涵木、肝阳上亢、气机走窜、上冲头面，表现为眼睛胀痛和头胀痛、面红耳赤、易怒暴躁、记忆力减退、心律不齐、经常失眠、好做梦、四肢乏力、身体倦怠、耳鸣耳聋、食欲不振、口苦咽干脉弦、舌红燥苔、脉细数等，应该用平肝潜阳、滋阴降火的药物治疗。

　　处方以牛膝填补患者肝肾精髓之空虚，以野菊花、夏枯草制约患者亢盛之肝火，以石决明、炒决明子平潜上逆之肝阳，以白芷、柴胡、葛根引诸药上达头面，以治头部眩晕。再搭配柏子仁、酸枣仁治疗患者睡眠问题。水以涵木，阴阳相得，诸症迎刃而解。

　　【医案127】 张某，女，88岁，2023年9月24日就诊。诉间断心中不适，间断眩晕2天，同时无明显诱因出现胸背部疼痛不适，偶胸闷憋气，纳可，寐安，二便可。舌质暗，苔薄白，脉沉。

　　中医诊断：眩晕（肝阳上亢证）。

　　处方：茯苓10g，白术10g，白芍10g，北柴胡10g，瓜蒌皮10g，炒莱菔子10g，川芎10g，野菊花10g，夏枯草10g，石决明20g，炒决明子20g，牛膝10g，豆蔻10g，砂仁10g，川芎10g，香附10g。7剂，水煎服，日两服。

　　按语： 肝阳上亢证是临床常见的一种中医证型，在很多疾病上都能见到肝阳上亢的症状，如高血压、头痛、眩晕、脑血管病等。肝阳上亢的临床表现主要是头晕、头痛、烦躁易怒、腰膝酸软、耳鸣、耳聋、失眠多梦。临床上治疗主要是口服一些平肝潜阳、滋阴补肾的药物，如天麻钩藤饮、正脑宁等。如果是以高血压为主要临床表现的，可以口服牛黄降压丸、清脑降压片等进行治疗。

　　肝阳上亢，上冒清窍，故头晕头痛。劳则伤肾，怒则伤肝，均可使肝阳更盛，故头晕头痛加甚。阳升则面部潮红，肝旺则急躁易怒。肝火扰动心神，故少寐多梦。口苦，舌质红，苔黄，脉弦，皆是肝阳上亢之征。如脉弦细数，则为肝肾阴虚内热之象。

　　处方中石决明平肝息风；野菊花，夏枯草清肝泻火；牛膝引血下行，补益肝肾；川芎、白芍养血安神定志。全方共奏平肝潜阳，滋补肝肾之功。若见阴虚较盛，舌红少苔，脉弦细数较为明显者，可选生地黄、麦冬、玄参、何首乌、生白芍等滋补肝肾之阴。若肝阳化火，肝火亢盛，表现为眩晕、头痛较甚，耳鸣、耳聋暴作，目赤，口苦，舌红苔黄燥，脉弦数，可选用龙胆草、牡丹皮等清肝泻火。便秘者可选加大黄、芒硝，或当归龙荟丸以通腑泄热。眩晕剧烈、呕恶、手足麻木或肌肉困动者，有肝阳化风之势，尤其对中年以上患者要注意是否有引发中风病的可能，应及时治疗，可加珍珠母、生龙骨、生牡蛎等镇肝息风，必要时可加羚羊角以增强清热息风之力。

【医案128】石某，女，69岁，2023年9月28日就诊。诉无明显诱因出现眩晕，无耳鸣，无视物旋转，无恶心呕吐，无胸闷胸痛憋气，无心悸，无咳嗽，纳可，寐安，大便调，小便可。舌暗，苔白，脉沉。

中医诊断：眩晕（肝阳上亢证）。

西医诊断：眩晕。

处方：茯苓10g，白术20g，醋香附10g，郁金20g，白芍10g，北柴胡20g，钩藤10g，天麻10g，炒莱菔子10g，葛根10g，川牛膝10g，川芎10g，野菊花10g，夏枯草10g，石决明30g，炒决明子30g。7剂，水煎服，日两服。

按语：中医学认为眩晕疾病存在虚实两端的特征，且虚者占多数。常见阴虚导致肝风内动、血虚造成脑失所养、精亏造成损害不足等，均会引发眩晕。眩晕发病隐匿，病程较长，病情复杂，变化多端，其病机多属本虚标实，常以肾精亏虚、肝血不足为本，外感风火寒湿、内生痰饮瘀血为标。诸邪阻滞经脉，气血滞塞，运行不畅，不通则痛，不通则眩，即为实也。年老久病亏虚，耗伤气血，髓府空虚，清窍失养，不荣则痛，不荣则眩，即为虚也。因气血亏虚，血运无力，瘀血内生，停留作祟，加重眩晕、头痛，即为因虚致实，虚实夹杂，兼而为病。

本案处方为天麻钩藤饮加减，石决明平肝祛风降逆，川牛膝引血下行，兼益肝肾，柴胡、莱菔子补气行气，柴胡散热升清，协川芎和血平肝；白芍敛肝阴且缓急止痛；野菊花、夏枯草、炒决明子平肝息风。诸药合用，共奏平肝降逆之功。

【医案129】朱某，男，33岁，2023年9月28日就诊。诉多汗、流涕1周，乏力，无咳嗽咳痰，纳可，寐安，无腹胀腹痛，大便调，小便可。舌暗红发紫，舌体中间明显一道裂纹，暗紫色，苔薄白，脉沉。

中医诊断：眩晕（肝阳上亢证）。

西医诊断：眩晕。

处方：郁金10g，醋香附20g，白芍20g，北柴胡10g，牛膝10g，炒莱菔子10g，葛根10g，川芎10g，野菊花10g，夏枯草10g，石决明30g，炒决明子30g，茯苓20g，白术10g，桔梗10g，金银花10g。7剂，水煎服，日两服。

按语：眩晕是以目眩与头晕为主要表现的病证。目眩是指眼花或眼前发黑，头晕是指感觉自身或外界景物旋转。二者常同时并见，故统称为眩晕。轻者闭目即止，重者如坐车船，旋转不定，不能站立，或伴有恶心、呕吐、汗出，甚则仆倒等症状。现代医学中的良性位置性眩晕、后循环缺血、梅尼埃病、高血压病等以眩晕为主症者，均可参考本病辨证论治。眩晕的病机概括起来主要有风、痰、虚、瘀诸端，以内伤为主。因于风者，多责之情志不遂，气郁化火，风阳上扰。因于痰者，多责之恣食肥甘，脾失健运，痰浊中阻，清阳不升，所谓"无痰不作眩"。因于虚者，多责之年高体弱，肾精亏虚，髓海空虚，或久病劳倦，饮食衰少，气血生化乏源，甚合"无虚不作眩"。若风、痰、虚日久，久病入络，或因跌仆外伤，损伤脑络，皆可因瘀而眩。在临床上，上述诸因常相互影响，或相兼为病。《临证指南医案·眩晕》华岫云按："头为六阳之首，耳目口鼻，皆系清空之窍。所患眩晕者，非外来之邪，乃肝胆之风阳上冒耳，甚则有昏厥跌仆之虞。"

眩晕是患者感到自身或周围环境物体旋转或摇动的一种主观感觉障碍，常伴有客观的平衡障碍，一般无意识障碍。前庭系统性眩晕，亦称真性眩晕，由前庭神经系统功能障碍引起，表现有旋转感、摇晃感、移动感等；非前庭系统性眩晕，亦称一般性眩晕，多由全身性疾病引起，表现为头晕、头胀、头重脚轻、眼花等，有时似觉颅内在转动但并无外环境或自身旋转的感觉。

本案处方为补气平肝降逆之剂。以石决明平肝祛风降逆为主，白芍柔肝止痛；炒决明子、夏枯草、野菊花平肝清肝；葛根升脾阳以益心阳；辅以活血之川芎、牛膝；健脾化湿之茯苓、白术；理气之郁金、香附、柴胡。全方合用，共奏平肝降逆之功。

心力衰竭

【医案130】张某，女，72岁，2023年7月19日就诊。诉间断心悸6年，加重伴胸闷喘促1天。症见：间断胸闷喘促，活动后加重，时有心悸，无心前区及背部疼痛，无头晕头痛，无咳嗽咳痰，无反酸胃灼热，纳差，寐差，小便可，大便干。舌质红润，苔润，脉弦。

中医诊断：心衰（气虚血瘀证）。

西医诊断：急性心力衰竭。

处方：瓜蒌30g，延胡索10g，桂枝10g，白术10g，茯苓20g，猪苓20g，当归20g，桃仁10g，柴胡10g，白芍20g，郁金10g，香附20g，酸枣仁20g，柏子仁10g，远志10g，合欢皮10g。

按语：急性心力衰竭是由多种病因引起的急性临床综合征，端坐呼吸、肺部啰音等心力衰竭症状体征常在短时间内迅速发生或在原有疾病基础上急性加重，需立即在短时间内进行积极有效的救治。

心衰是以心悸、气喘、肢体水肿为主症的一种病证，为多种慢性心系疾病反复发展，迁延不愈的最终归宿。临床上，轻者可表现为气短，不耐劳累；重者可见喘息心悸，不能平卧，或伴咳吐痰涎，尿少肢肿，或口唇发绀，胁下痞块，颈脉显露，甚至出现端坐呼吸，喘悸不休，汗出肢冷等厥脱危象。心衰的病位在心，涉及肺、肝、脾、肾等脏。

处方运用瓜蒌宽胸化结，散热涤痰；延胡索活血，行气，止痛；桂枝温通经脉，助阳化气，平冲降气；白术健脾益气，燥湿利水；茯苓利水渗湿，健脾，宁心安神；猪苓利尿渗湿；当归补血活血，润肠通便；桃仁活血祛瘀，润肠通便；柴胡、白芍、郁金、香附等疏肝理气，柔肝止痛；酸枣仁、柏子仁、远志以增强养心安神定悸之力；合欢皮解郁安神，活血消肿。

【医案 131】患者，男，75 岁，诉胸闷气短 30 余年，动则尤甚，不能平卧，干咳，头微晕，纳食一般，口干，少寐，夜尿 5～6 次，大便干，双下肢水肿，近 1 周上述症状加重。舌淡暗红，苔薄黄，脉细数。

中医诊断：心衰。

西医诊断：心力衰竭；二尖瓣脱垂伴重度关闭不全；房颤。

处方：党参 20g，黄芪 30g，当归 10g，白芍 20g，柴胡 10g，黄连 6g，半夏 9g，瓜蒌 30g，茯苓 20g，杏仁 10g，葶苈子 10g，桂枝 10g，白术 10g，泽泻 10g，丹参 10g，炙甘草 10g。7 剂，水煎服，日两服。

二诊：双下肢水肿消退，心忡改善，舌淡暗紫，苔薄黄，脉数。脉率已基本均齐，示心神得养，动击复序，心阳遂有回复之势，故水湿得以消减。在上方中加入养阴之品，阴阳相济，加麦冬 15g，五味子 15g。

处方：党参 20g，黄芪 30g，当归 10g，白芍 20g，柴胡 10g，黄连 6g，半夏 9g，瓜蒌 30g，茯苓 20g，杏仁 10g，葶苈子 10g，桂枝 10g，白术 10g，泽泻 10g，丹参 10g，炙甘草 10g，麦冬 15g，五味子 15g。14 剂，水煎服，日两服。

三诊：胸闷气短心忡改善，纳食增加，双下肢间歇水肿。舌质暗红，苔薄黄，脉形乍缓乍数，乍大乍小，参伍不调，若雀啄之状，神清，精神可。

处方：党参 20g，黄芪 20g，麦冬 15g，五味子 15g，当归 10g，白芍 20g，桂枝 10g，白术 10g，茯苓 20g，泽泻 10g，丹参 10g，黄连 6g，半夏 9g，瓜蒌 10g，薤白 10g，炙甘草 6g，车前子 10g。14 剂，水煎服，日两服。

按语：慢性心力衰竭（以下简称"慢心衰"）是一种由心血管疾病引发的复杂临床症状群，它标志着心血管疾病发展的终末阶段。一般认为本病属本虚标实，本虚以气虚为主，常兼阳虚、阴虚，而标实以血瘀为主，常兼水饮、痰浊，因而益气、温阳、养阴、活血、利水、化痰成为治疗心力衰竭病的主要方法。

中医一般认为本病属本虚标实证，本虚以气虚为主，常兼阳虚、阴虚，而标实以血瘀为主，常兼水饮、痰浊，因而益气、温阳、养阴、活血、利水、化痰成为治疗慢心衰的主要方法。

瓜蒌薤白半夏汤出自张仲景《金匮要略·胸痹心痛短气病脉证治》，"胸痹不得卧，心痛彻背者，瓜蒌薤白半夏汤主之"。此方由瓜蒌实、薤白、半夏、白酒四味组成，主治胸痹而痰浊壅盛，胸阳闭塞较甚之候。临床常用于胸痹（冠心病、心绞痛）的治疗，具有宣痹通阳、祛痰散结、行气止痛的作用。薤白能顺气散结，通阳导滞；葛根升脾阳以益心阳；瓜蒌有宽胸化结，散热涤痰的作用，三者合用，可以实现宣痹开结，涤痰通阳的效果。茯苓用之以健脾宁心；半夏化痰去浊；当归、丹参配伍红花，可发挥祛瘀止痛及活血行气的作用。

【医案 132】赵某，女，88 岁，2023 年 10 月 8 日就诊。诉无明显诱因出现胸闷憋气 10 余年，加重 8 个月，伴喘憋，难以平卧，偶有后背部疼痛，伴双下肢疼痛，时有咳嗽；10 天前出现不能平卧，伴双下肢水肿；纳差，寐差，小便量少，大便可。舌质紫暗，苔色黄腻，脉弦涩。

中医诊断：心衰（气虚血瘀证）。

处方：瓜蒌 30g，莱菔子 30g，延胡索 10g，川芎 10g，白术 10g，茯苓 20g，木香 10g，焦山楂 10g，焦麦芽 10g，焦神曲 10g，柴胡 10g，郁金 10g，香附 20g，砂仁 10g，白豆蔻 10g，桔梗 10g，鸡内金 15g。4 剂，水煎服，日两服。

按语：心衰是集合心悸、气喘、水肿于一身的疾病，是多种慢性心脏病反复发作的最终归宿。西晋王叔和在《脉经》首次提到"心衰"一词，对心衰病的描述，《黄帝内经》已经出现，在其基础上，张仲景提出了"水心"的病名；《诸病源候论》认为，心衰以心气虚为本，水饮内停为标；王清任大力提倡瘀血学说，民国时期开始，医家关注心体结构变化对心之用的影响。

心衰的病位在心，涉及肝脾肺肾，根本原因在于心气不足，心阳亏虚，除了症状，还要结合超声心动图，血清 B 型尿钠肽（BNP）检查，有助于诊断。

气滞血瘀指气机郁滞日久而致血行瘀阻的病机。血液的正常运行，有赖于气的推动，若气行不畅，无法行血，则血停而瘀生矣。《寿世保元·血气论》云："盖气者，血之帅也，气行则血行，气止则血止，气温则血滑，气寒则血凝，气有一息之不运，则血有一息之不行。"《血证论·吐血》亦云："气结则血凝。"气滞、血瘀互为因果，气滞导致血瘀，血瘀又加重气滞。多由情志郁结或跌仆闪挫而致。治宜行气活血化瘀，可用血府逐瘀汤类。

考虑到本案患者年岁已高，不可乱用活血化瘀之法，否则极易耗血伤阴，进一步诱发亡阴亡阳的危象；治疗时应当先注重保护患者正气，但是患者代谢速度减慢，补益之法易致壅塞，故补气不可脱离行气，补血不可脱离补血。遂方中使用川芎、延胡索活血行气，祛风止痛；柴胡、郁金和解舒郁；香附、砂仁、豆蔻行气温中；瓜蒌宽胸涤痰，降气散结；佐以桔梗载药上行；焦三仙、白术、茯苓健脾安中，药性温和，缓求进。

【医案 133】高某，女，78 岁，2023 年 8 月 30 日因"间断胸闷憋气伴发热 4 天"就诊。症见：间断胸闷憋气，偶有夜间憋醒，无心悸汗出，无胸痛及肩背部放射痛，发热，体温 37.6℃，偶有头痛，无头晕，无一过性黑矇晕厥，干咳无痰，无腹痛腹泻，纳少，寐差，小便量少，平素大便干结，近 4 天未解。舌质暗红，苔白腻，苔色白，脉象沉。

中医诊断：心衰（气虚血瘀证）。

西医诊断：急性心力衰竭。

处方：鱼腥草 30g，黄芩 10g，栀子 10g，杏仁 10g，葶苈子 10g，桔梗 10g，莱菔子 10g，百部 20g，瓜蒌子 15g，瓜蒌皮 15g，延胡索 10g，当归 20g，桃仁 10g，火麻仁 10g，郁李仁 10g，枳壳 10g。

按语：急性心力衰竭为重症医学科常见的一种危重心血管疾病，发病后常表现为心源性休克、心源性晕厥等严重心功能失调状况，且该病起病迅速，病情进展快，需要得到及时救治。急性心力衰竭发病机制复杂，通常因心脏功能性疾病及心脏结构受损，致使心功能损伤及心室充盈，心排血量减少，不仅无法满足机体代谢所需供血，影响机体体循环及肺循环，还会导致心肌收缩力下降，致使静脉血管回心血量在心脏中淤积，诱发肺静脉回流受阻，致使组织器官代谢失调。若发病后未及时得到有效救治和加重心肌细胞损伤程度，增加致残疾病死亡风险，危及患者生命。该案处方是由瓜蒌薤白半夏汤加减而成。瓜蒌子和瓜蒌皮共奏宽胸散结，下气除满的功效。火麻仁和郁李仁，甘润相济互相进，润肠通俱，适用于津伤、肠燥便秘或习惯性便秘者。火麻仁，亦名大麻仁，甘平，入脾、胃、大肠经，专功润肠通便，善于治疗热邪之便秘，或老人津枯、妇人产后血盛等便秘。郁李仁具有润肠通便和行水消肥之能。二药相配，属相须之用。《得配本草》云："大麻仁，入足太阴，兼手阳明经血分，理女子经脉，治汗多胃燥，除里结后重，去皮肤顽痹，能催生下乳。"又云："郁李仁入足太阴经气分，开幽门，下结气，导大肠之结，利周身之水。"故二者又可谓脾胃气血双调，以增强通便之力。鱼腥草清热解毒，消痈通淋；黄芩、栀子清上焦火热；杏仁、葶苈子、百部降气平喘止咳，利水消肿；患者舌质暗红，表明体内有瘀血，故选用当归、桃仁，共奏养血活血，祛瘀止痛之功；桔梗寓降中有升；莱菔子为肝经引经药。

【医案 134】杨某，男，44 岁，2023 年 9 月 15 日就诊。诉心悸不适，伴胸闷憋气，可平卧，偶有咳嗽，纳寐可，二便可，面色少华。舌红苔黄，脉弦数。

中医诊断：心衰（气阴亏虚证）。

处方：瓜蒌 30g，莱菔子 10g，白术 10g，云茯苓 20g，木香 10g，当归 20g，桃仁 10g，火麻仁 10g，山药 20g，柴胡 10g，白芍 20g，郁金 10g，香附 20g，砂仁 15g，白豆蔻 15g，生薏苡仁 30g。7 剂，水煎服，日两服。

按语：心衰是以心悸、气喘、肢体水肿为主症的一种病证。轻者仅表现为气短、不耐劳累，重者可见喘息心悸，不能平卧，或伴咳吐痰涎，尿少肢肿，或口唇发绀，胁下痞块，颈脉显露，甚至出现端坐呼吸，喘悸不休，汗出肢冷等厥脱危象。此为多种慢性心系疾病反复发展，迁延不愈的最终归宿。

临床轻者可仅表现为气短和运动耐量下降，重者可见喘促，心悸，不能平卧，或伴咳痰，尿少肢肿，或口唇发绀，胁下痞块，颈脉显露，甚至出现端坐呼吸，喘悸不休，汗出肢冷等厥脱危象。

心衰整个病位在心脏，病变累及的脏腑可以为肝、脾、肾等各个脏器。从中医学角度来讲，此是本虚标实的症状，本虚主要是气虚、阴虚和阳虚，标实是瘀水互结、痰饮水停。综上就是标本俱病、虚实夹杂，导致阴阳衰竭，甚至死亡的情况。

患者心衰症状轻，但虚象明显，故以茯苓、白术、山药补益脾胃，木香、郁金、香附理气开郁，搭配瓜蒌宽胸涤痰，调畅气机，缓解患者胸闷及憋气感，主症已去，应当注重患者后续调理。

【医案 135】张某，女，88 岁，2023 年 7 月 15 日就诊。诉间断胸闷喘憋半年，加重伴小便不利 1 天。症见：间断胸闷喘憋，伴干咳，时有头晕，无头痛，无心前区及背部疼痛，偶有心悸，无反酸胃灼热，纳寐可，小便不利，导尿管留置中，大便秘结。舌质暗紫，苔厚，苔色白，脉象弦滑。

中医诊断：喘证（气滞血瘀证）。

西医诊断：急性心力衰竭。

处方：桂枝 10g，白术 10g，茯苓 20g，杏仁 10g，莱菔子 10g，木香 10g，柴胡 10g，白芍 20g，香附 20g，郁金 10g，焦山楂 10g，焦麦芽 10g，焦神曲 10g，鸡内金 15g，当归 20g，桃仁 10g，川芎 10g。3 剂，水煎服，日两服。

按语：急性心力衰竭是指继发于心脏功能异常而迅速发生或恶化的症状和体征，并伴有血浆利钠肽水平的升高，临床上表现为新发的 AHF（左心或右心心力衰竭）以及 ADHF（急性失代偿心力衰竭），其中 ADHF 多见，约占 70%。AHF 临床表现以肺充血 / 肺水肿、体循环瘀血及低心排血量和组织器官低灌注为特征，严重者并发急性呼吸衰竭、心源性休克。不论是院前阶段，还是直接入急诊科的疑似 AHF 患者，首次医疗接触时的首要措施都是紧急评估循环、呼吸（包括气道）和意识状态，并给予必要的支持治疗。AHF 治疗原则为减轻心脏前后负荷，改善心脏收缩与舒张功能，积极去除诱因及治疗原发病因。

在中医学里，慢性心力衰竭可归属于"喘证""水肿""怔忡""痰饮""心水"等疾病。心力衰竭的病位主要在心，可累及肺脾肾三脏，发病机制以心阳虚衰为本，气、血、水、痰为标，临床多见虚实夹杂。

处方由血府逐瘀汤加减而来，血府逐瘀汤以活血化瘀而不伤正、疏肝理气而不耗气为特点，达到行气活血，祛瘀止痛的功效。本方为王清任用于治疗"胸中血府血瘀"诸症之名。即由于肝郁气滞、气滞血瘀所致头痛、胸痛、憋闷、急躁、肝气病，以及用归脾治疗无效的心跳心慌、胸不任物或胸任重物、夜睡多梦、失眠不安、发热、饮水即呛、干呕、呃逆、食从胸后下等症。

【医案136】齐某，男，87岁，2023年8月5日就诊。诉间断胸闷喘憋6个月余，加重伴双下肢水肿10天。症见：间断胸闷喘憋，可平卧，活动后加重，双下肢水肿，无发热寒战，无咳嗽咳痰，无明显心前区及背部疼痛，无一过性晕厥及黑朦，无恶心呕吐，纳可寐欠安，小便量多，大便干结。近期体重无明显变化。神态正常，面色少华，形体适中。舌质淡暗，苔薄，苔色白，少苔；语声正常，气息平和，脉象沉。

中医诊断：喘证（肝阳上亢证）。

西医诊断：急性心力衰竭。

处方：决明子30g，生石决明30g，夏枯草10g，野菊花10g，川芎10g，葛根10g，莱菔子10g，牛膝10g，当归20g，桃仁10g，柴胡10g，白芍20g，郁金10g，香附20g，木香10g，焦山楂10g，焦麦芽10g，焦神曲10g。水煎服，日两服。

按语：急性心力衰竭是指继发于心脏功能异常而迅速发生或恶化的症状和体征，并伴有血浆利钠肽水平的升高。临床上可以表现为新发的AHF（左心或右心心力衰竭）及ADHF（急性失代偿心力衰竭）。其中ADHF多见，约占70%。与ADHF相比，新发的AHF院内病死率更高，但出院后病死率和再住院率较低。急性右心心力衰竭虽较少见，但近年有增加的趋势。ADHF大多是由一个或多个诱因所致，如感染、严重心律失常、未控制的高血压、心力衰竭患者不恰当地调整或停用药物（治疗依从性差）及静脉输入液体（尤其是含钠液体）过多过快等。

中医学一般认为本病属本虚标实，本虚以气虚为主，常兼阳虚、阴虚，而标实以血瘀为主，常兼水饮、痰浊，因而益气、温阳、养阴、活血、利水、化痰成为治疗心力衰竭病的主要方法。

处方为天麻钩藤饮加减。天麻钩藤饮，中医方剂名，为治风剂，具有平肝息风，清热活血，补益肝肾之功效。主治肝阳偏亢，肝风上扰证。表现为头痛，眩晕，失眠多梦，或口苦面红，舌红苔黄，脉弦或数。临床常用于治疗高血压病、急性脑血管病、内耳性眩晕等属于肝阳上亢，肝风上扰者。

下篇　杂病医案精析

鼓胀

【医案137】刘某，女，41岁，2023年7月23日就诊。诉腹胀3个月，加重2周。症见：腹胀，伴咳嗽咳痰，平卧时有胸闷气促，腹部妊娠纹处胀痛，无头晕头痛，无心慌胸痛，纳差，无反酸胃灼热，无恶心呕吐，乏力，双下肢水肿，小便可，大便困难，用通便药后每天2~3次，色黄时干时稀。舌红，苔黄腻，脉弦。

中医诊断：鼓胀（气滞湿阻证）。

西医诊断：腹腔、盆腔积液。

处方：决明子30g，石决明30g，菊花10g，夏枯草10g，川芎10g，葛根10g，牛膝10g，莱菔子10g，桂枝10g，白术10g，茯苓10g，猪苓10g，木香10g，大腹皮10g，焦山楂10g，焦神曲10g，焦麦芽10g，鸡内金10g。

按语：本方首先考虑患者既往高血压病史，收缩压最高达230mmHg，舒张压最高达140mmHg，采用赵英强教授常用降压方"决明子30g，生石决30g，菊花10g，夏枯草10g，川芎10g，葛根10g，牛膝10g，莱菔子10g"，从疏肝、行血两个方面入手，以达到降压的效果。方中石决明可以平肝潜阳；夏枯草、菊花可清肝明目；莱菔子消食导滞；牛膝活血散瘀，兼能引血下行；川芎辛香，走而不守，活血行气，上达巅顶，祛风止痛。现代药理研究证明，葛根能直接扩张血管，有显著降压作用。

鼓胀病名首见于《黄帝内经》。《素问·腹中论》载："黄帝问曰：有病心腹满，旦食则不能暮食，此为何病？岐伯对曰：名为鼓胀。"而《灵枢·水胀》中则详细记录了鼓胀的临床表现，"腹胀，身皆大，大与肤胀等也，色苍黄，腹筋起"。治法上首载"鸡矢醴"一方治疗鼓胀。赵英强教授先取五苓散之意，再加用焦三仙、炒鸡内金、大腹皮行气健脾以达到改善膀胱气化不利，水饮停聚中焦的症状，即现代医学所谓的腹腔、盆腔积液。五苓散原治伤寒太阳病之蓄水证，即太阳表邪不解，循经传腑，以致膀胱气化失司，形成太阳经腑同病之证，现临床多用于治疗多种水湿内停证候。

感冒

【医案 138】牛某，女，86 岁，2023 年 8 月 30 日就诊。诉发热伴恶心呕吐 1 天。症见：发热，即查体温 38.2℃，伴恶心呕吐，呕吐物为胃内容物和黄黏痰。胸闷憋气，无明显心前区及肩背部疼痛，间断头晕，无头痛，无腹胀腹泻，纳差，寐差，小便量少，大便 1～2 天一行。心电图示：房颤、心肌缺血，心率每分钟 83 次。舌质暗红，苔黄腻，脉滑数。

患者既往冠心病病史 20 年，规律服用单硝酸异山梨酯、阿托伐他汀；房颤病史 20 年；高血压史 10 年，最高血压 160/100mmHg；糖尿病病史 20 年，均未规律服用药物治疗。脑梗死病史 4 年，现遗留左侧肢体活动不利。

中医诊断：感冒（风热犯表证）。

西医诊断：急性肺炎。

处方：杏仁 10g，川贝母 10g，桔梗 10g，莱菔子 10g，百部 20g，紫菀 20g，木香 10g，焦山楂 10g，焦麦芽 10g，焦神曲 10g，鸡内金 15g，柴胡 10g，郁金 10g，山药 20g，麦冬 30g，甘草 10g，白术 10g，茯苓 20g。

按语：感冒，是因六淫、时行之邪，侵袭肺卫，以致卫表不和，肺失宣肃而为病。外感风、寒、暑、湿、燥、火均能侵袭人体而致病，但风邪为主因，因风为六淫之首，流动于四时之中，故常以风邪为感冒的先导。若四时六气失常，非其时而有其气，伤人致病者，一般较感受当令之气发病为重。而非时之气夹时行疫毒伤人，则病情重而多变，往往相互传染，造成广泛流行，且不限于季节性。正如《诸病源候论·时气病诸候》所言："夫时气病者，此皆因岁时不和，温凉失节，人感乖戾之气而生，病者多相染易。"六淫病邪或时行之邪侵袭人体能否引起感冒，关键在于卫气之强弱，同时与感邪的轻重有关。一方面，"邪之所凑，其气必虚"，提示正气不足或卫气功能状态暂时低下是感冒的决定因素；另一方面，邪气能否战胜正气，即感邪的轻重，邪气轻微不足以胜正则不病感冒，邪气盛如严寒、时行病毒，邪能胜正则亦病感冒，所以邪气是感冒的重要因素。

基于此，本案处方抓住重点先解决患者风热犯肺之咳嗽咳痰，取止嗽散之义，应用紫菀、百部、桔梗，再搭配杏仁、川贝母，宣利肺气、疏风止咳。程国彭在《医学心悟》中评价方剂止嗽散"温润和平，不寒不热，既无攻击过当之虞，大有启门驱贼之势"。诚然，肺为娇脏，过热则咳，过寒亦咳。另外，赵英强教授认为患者的咳喘咳痰与肝气不舒、脾胃运化不良亦有联系，肝气郁滞上逆、脾胃运化失司，故患者呕吐不止，即引保和丸纳于方中并搭配柴胡、郁金疏肝解郁，最后加入麦冬滋养肺阴，标本兼治。

咳嗽

【医案 139】王某，男，86 岁，2023 年 9 月 10 日就诊。诉 2 天前感受风寒后持续低热，伴咳嗽咳痰，痰稀色白，伴寒战 4 个小时，少腹疼痛，周身疼痛，时有头晕，纳可，寐差，便溏，小便淋漓涩痛。舌暗紫，苔薄黄，脉滑数。

中医诊断：咳嗽（肺热壅盛证）。

处方：杏仁 10g，桔梗 10g，甘草 10g，山药 20g，苍术 10g，郁金 10g，石菖蒲 20g，砂仁 15g，白豆蔻 15g，莱菔子 10g，紫苏叶 10g，白芥子 10g，白术 10g，云茯苓 20g，柴胡 10g，白芍 20g。3 剂，水煎服，日两服。

按语：风寒邪气侵犯人体，易入里化热。尽管患者年事已高，但是体内阳气尚足，因此感受触冒风寒之邪后，寒邪在体内被郁遏，很快便化为热邪，外寒未解，内热已炽，故在患者身上寒热可呈并行之象。上可见痰稀色白，周身寒战；下可见小便淋漓涩痛，同时舌苔黄，脉滑数。

风寒感冒通常为吹风、受凉而引起的感冒，常表现为鼻塞声重、打喷嚏、流清涕、干咳、痰清稀色白、周身疼痛、无汗、脉浮紧等症状。如果及时通过发汗、喝热水等措施促进体内寒气排出，一般感冒在1～2天能够完全治愈，但如果没有得到及时治疗，可能会入里化热，即为风寒化热。风寒化热早期出现发热、畏寒等表现，常伴有流黄鼻涕、咳黄痰、微微出汗、头痛、脉浮紧等症状，此时寒热并存，治疗时一般需散寒清热，如应用感冒清热颗粒等。待风寒完全入里化热时，通常没有周身疼痛、头痛、脉浮紧等症状，仅出现发热、黄脓痰、黄脓鼻涕、口渴、舌红等，一般建议选用清热解毒的方法进行治疗，如双黄连口服液、清热解毒口服液、连花清瘟胶囊等。

患者寒战不解，先贤有云"有一分恶寒，便有一分表证"，患者周身依然为寒邪所约束，故用紫苏叶、柴胡驱寒解表，将在外之寒邪祛除；同时用杏仁搭配桔梗，宣利上焦肺气，清泄肺热；肺乃华盖，肺热清除，则如同排云布雨，下焦郁热也可外行，《伤寒论》有言"上焦得通，津液则下，胃气因和，身濈然汗出而解"。此乃"提壶揭盖"法之妙要。柴胡搭配菖蒲、郁金，还可以开达解郁，患者周身疼痛可服之而解。

【医案140】张某，女，55岁，2023年9月21日就诊。诉阵发心悸1周，阵发心率加快后出现眩晕，自服"诺欣妥（沙库巴曲缬沙坦钠片）"控制血压，无耳鸣，无视物旋转，无恶心呕吐，无胸闷胸痛，无胸闷憋气，间断咳嗽，纳可，寐安，大便调，小便可。舌暗，苔白，脉沉。

中医诊断：咳嗽（气逆证）。

处方：百部20g，蜜紫菀20g，桔梗10g，白芍20g，北柴胡10g，桂枝10g，瓜蒌皮15g，蜜瓜蒌子15g，炒苦杏仁10g，炒莱菔子10g，牛膝10g，葛根10g，川芎10g，野菊花10g，夏枯草10g，石决明30g，炒决明子30g，甘草10g。7剂，水煎服，日两服。

按语：咳嗽是以发出咳声或伴有咳痰为主症的一种肺系病证。它既是肺系疾病中的一个症状，又是独立的一种疾病。有声无痰为咳，有痰无声为嗽，临床上多表现为痰声并见，难以截然分开，故以咳嗽并称。咳嗽的主要病机为邪犯于肺，肺失宣肃，肺气上逆作咳。因肺主气，司呼吸，开窍于鼻，外合皮毛，内为五脏六腑之华盖，其气贯百脉而通他脏。由于肺体清虚，不耐寒热，故称为娇脏，易受内外之邪侵袭而致病。肺脏为祛邪外出，以致肺气上逆，冲激声门而发为咳嗽。现代医学中的急性气管－支气管炎、慢性支气管炎、咳嗽变异型哮喘等以咳嗽为主要症状的疾病均属于本病范畴，可参照本病辨证论治。慢性支气管炎，简称慢支，是气管、支气管黏膜及其周围组织的慢性非特异性炎症。临床以咳嗽、咳痰为主要症状，或有喘息，每年发病持续3个月或更长时间，连续2年或2年以上，并排除具有咳嗽、咳痰、喘息症状的其他疾病，即可确诊。

《素问病机气宜保命集·咳嗽论》云："咳谓无痰而有声，肺气伤而不清也；嗽是无声而有痰，脾湿动而为痰也。咳嗽谓有痰而有声，盖因伤于肺气动于脾湿，咳而为嗽也。"《医学心悟·咳嗽》云："凡治咳嗽，贵在初起得法为善。经云：微寒微咳，咳嗽之因，属风寒者十居其九。故初治必须发散，而又不可过散，不散则邪不去，过散则肺气必虚，皆令缠绵难愈……久咳不已，必须补脾土以生肺金。此诚格之言也。"《医学入门·咳嗽》云："新咳有痰者外感，随时解散；无痰者便是火热，只宜清之。久咳有痰者燥脾化痰，无痰者清金降火。盖外感久则郁热，内伤久则火炎，俱宜开郁润燥……苟不治本而浪用兜铃、粟壳涩剂，反致缠绵。"

本案处方以化痰止咳降逆为原则，用止嗽散加减。紫菀、百部甘苦而微温，专入肺经，为止咳化痰要药，对新久咳嗽均适用，为君药；瓜蒌皮和瓜蒌子合用，清热涤痰，理气润燥；杏仁降气止咳；白芍敛肝阴，柔肝急；柴胡散热升清，协川芎和血平肝；莱菔子理气，有治痰先治气之意；甘草合桔梗以利咽止咳，兼能调和诸药。

真心痛

【医案141】张某，男，68岁，2023年9月6日就诊。诉心前区疼痛1个小时，伴大汗出，无后背痛，无胸闷，无心悸，间断眩晕，无头痛，无视物旋转，无一过性黑矇及晕厥，无发热，无咳嗽，有痰，无恶心呕吐，纳可，寐差，小便可，大便溏，4～5天一行。舌暗，苔白，脉沉。

中医诊断：真心痛（痰瘀互结证）。

西医诊断：急性冠脉综合征；高血压病3级（极高危）；血糖升高。

处方：瓜蒌30g，醋延胡索10g，炒莱菔子10g，木香10g，北柴胡10g，白芍20g，郁金10g，醋香附20g，麸炒白术10g，茯苓20g，山药20g，薏苡仁30g，川芎10g，当归20g，桃仁10g，豆蔻20g。3剂，水煎服，日两服。

按语：真心痛是心经病变所引起的心痛症，多见于老年人，为当胸而痛，其多刺痛，动辄加重，痛引肩背，常伴心悸气短、汗出肢冷、病情危急。正如《灵枢·厥病》曰："真心痛，手足青至节，心痛甚，旦发夕死，夕发旦死。"其病变部位、疼痛程度与特征、伴有症状及预后等方面，与胃痛有明显区别。

真心痛是由于心脉阻塞心脏相应部位所致，由于阻塞部位和程度的不同，而表现出不同的临床症状。在治疗上除了按照胸痹辨证论治，尚可行辨病治疗，可选用蝮蛇抗栓酶、蚓激酶、丹参注射液、毛冬青甲素、丹红注射液、川芎嗪等，因其具有一定程度的抗凝和溶栓作用，并可扩张冠状动脉。同时注意伴随症状的治疗，对真心痛的恢复也起着重要的作用。

另外，要注意真心痛与胸痹相鉴别，真心痛是胸痹的进一步发展，症见心痛剧烈，甚则持续不解，伴有汗出、肢冷、面白、唇紫、手足青至节、脉微和结代等的危急症状。

《医学正传·胃脘痛》云："有真心痛者，大寒触犯心君。"素体阳衰，胸阳不足，阴寒之邪乘虚侵袭，寒凝气滞，痹阻胸阳，而成胸痹。"

患者久病，正虚为本，脾虚无力运化水湿，痰浊内生，气机不畅而无力推动血行，血瘀脉中与痰浊相互搏结，痹阻心脉，心脉不通发为真心痛，舌紫暗，苔白腻，脉弦滑为痰瘀互结之证。本案处方为活血化瘀，通络止痛之剂。方中瓜蒌涤痰开结，开通胸痹，乃治疗真心痛之要药，辅以柴胡疏肝解郁，白芍柔肝止痛，为治疗胸胁胀痛之良药；郁金、延胡索活血止痛，行气解郁，其中醋延胡索能"行血中气滞，气中血滞，故专治一身上下诸痛"；香附、木香、莱菔子、豆蔻助二者行气，为佐药；患者胸闷心痛明显，为气滞血瘀之象，遂用川芎、当归、桃仁活血化瘀，理气止痛，麸炒白术、茯苓、山药、薏苡仁共奏健脾理气之功。

喘病

【医案 142】王某，男，74 岁，2023 年 9 月 21 日就诊。诉间断咳嗽，咳吐白痰量多，偶有胸闷，间断心悸，无发热，头晕头痛，胸闷，纳差，寐差，入睡困难，大便干，5 天一行，小便频数，双踝肿胀减轻，夜间加重。舌紫暗，苔白，脉弦滑。

中医诊断：喘病（痰浊阻肺证）。

西医诊断：急性心力衰竭；冠心病。

处方：葶苈子 10g，白术 10g，茯苓 20g，桂枝 10g，猪苓 20g，桔梗 10g，甘草 10g，杏仁 10g，百部 20g，紫菀 20g，半夏 10g，陈皮 10g，山药 20g，莱菔子 10g，白芥子 10g，紫苏叶 10g。3 剂，水煎服，日两服。

按语：喘证是以呼吸困难，甚至张口抬肩，鼻翼扇动，不能平卧为特征的病证。喘证的症状轻重不一，轻者仅表现为呼吸困难，不能平卧；重者稍动则喘息不已，甚则张口抬肩，鼻翼扇动；严重者，喘促持续不解，烦躁不安，面青唇紫，肢冷，汗出如珠，脉浮大无根，发为喘脱。现代医学中的慢性阻塞性肺疾病（COPD），简称慢阻肺，是一种常见的、可以预防和治疗的疾病。其特征是持续存在的呼吸系统症状和气流受限，通常与显著暴露于有害颗粒或气体引起的气道和（或）肺泡异常有关，COPD 和其他呼吸困难的疾病可以参照本病辨证论治，同时血常规、胸部影像、心电图、血气分析、肺功能测定等辅助检查，有助于本病西医病因的诊断。

《金匮要略》有"上气"专篇论述，所谓"上气"即指气喘肩息、不能平卧的证候，亦包括"喉中水鸡声"的哮病和"咳而上气"的肺胀。辨证已分虚实，并列方治疗，如射干麻黄汤、越婢汤、皂荚丸等。《景岳全书·杂证谟》云："凡虚喘之证，无非由气虚耳。气虚之喘，十居七八，但察其外无风邪，内无实热而喘者，即皆虚喘之证。若脾肺气虚者，不过在中上二焦，化源未亏，其病犹浅。若肝肾气虚，则病出下焦而本末俱病，其病则深，此当速救其根以接助真气，庶可回生也。"

处方化痰降逆，为止嗽散与葶苈大枣泻肺汤合方加减。葶苈子苦寒泻肺，逐痰行水，佐以半夏、杏仁、陈皮助其泻肺；紫苏叶辛温，发散表邪，宣肺宽中；紫菀、百部甘苦而微温，专入肺经，为止咳化痰要药，对于新久咳嗽均适用；脾为生痰之源，茯苓、山药、猪苓健脾渗湿以治生痰之源；白术、莱菔子、白芥子理气，有治痰先治气之意；甘草合桔梗以利咽止咳，兼能调和诸药。

腰痛

【医案 143】王某，女，52 岁，2023 年 9 月 21 日就诊。诉上次治疗后病情平稳，腰痛，自服"非布司他"后不适，无明显心悸不适，无胸闷、胸背痛，无肩臂放射痛，无乏力，无咳嗽咳痰，纳可，寐安，无腹胀腹痛，大便调，小便可。舌暗，苔白，脉沉。

中医诊断：腰痛（气虚证）。

西医诊断：腰痛；高血压。

处方：炒白扁豆 20g，桂枝 10g，醋香附 20g，郁金 10g，白芍 20g，北柴胡 10g，车前子 10g，白茅根 10g，生地黄 10g，川芎 10g，炒莱菔子 10g，木香 10g，薏苡仁 30g，茯苓 20g，白术 10g，山药 20g。7 剂，水煎服，日两服。

按语：腰痛又称"腰脊痛"，是以腰脊或脊旁部位疼痛为主要表现的病证。其发病有急性和慢性之分。急性腰痛，病程较短，腰部多拘急疼痛、刺痛，脊柱两旁常有明显的按压痛；慢性腰痛，病程较长，时作时止，腰部多隐痛或酸痛。腰痛的主要病机概而论之为邪阻经脉，腰府失养。寒为阴邪，其性收引，郁遏卫阳，凝滞营阴，以致腰府气血不通；湿邪侵袭，其性黏滞，留着筋骨肌肉，闭阻气血，阳气不运，以致肌肉筋脉拘急而痛；感受热邪，常与湿合，或湿蕴生热而滞于腰府，经脉不畅而生腰痛。内伤腰痛多因肾之精气亏虚，腰府失养。偏于阴虚则腰府不得濡养，偏于阳虚则腰府不得温煦，故发生腰痛。内外二因，相互影响，风、寒、湿、热诸邪，常因肾虚而乘袭，痹阻经脉，发生腰痛。

现代医学中的腰肌纤维炎、强直性脊柱炎、腰椎骨质增生、腰椎间盘病变、腰肌劳损等腰部病变均属于本病范畴，可参照本病辨证论治。东汉张仲景首开腰痛辨证论治先河，《金匮要略·五脏风寒积聚病脉证并治》提出"肾著"这一病名，描述了寒湿腰痛的病因病机及其症状特点，治以甘姜苓术汤。隋唐时期，医家对腰痛的病因病机认识更趋完善，如巢元方《诸病源候论·腰背病诸候》认为腰痛与肾关系密切，肾虚是发病之本，在证候分类上，首先提出急慢性腰痛的分类。孙思邈《备急千金要方·腰痛》载运用补肝肾、祛风湿的独活寄生汤治疗腰痛，至今仍是临床治疗腰痛的著名方剂。

处方以补气通络为主，方中白扁豆淡甘平，健脾和中；薏苡仁、茯苓、白术、山药健脾化痰，理气和中；辅以莱菔子消食导滞，降气祛痰；桂枝温阳化气行水；木香、柴胡、香附行气；川芎为血中气药，行气活血；白茅根、地黄、郁金合用补血活血，凉血止血；白芍缓急止痛；车前子清热利湿。诸药合用，共奏补气活血，通络止痛之功。

头痛

【医案144】赵某，女，59岁，2023年9月21日就诊。诉间断头痛2周，症见：头痛，以左眼眼眶为甚，醒后、洗澡后加重，无心悸，纳可，寐安，大小便可。舌暗，苔白，脉沉。

中医诊断：头痛（肝阳上亢证）。

处方：醋香附20g，郁金10g，防风10g，白芍20g，柴胡10g，白芷10g，钩藤10g，天麻10g，莱菔子10g，牛膝10g，葛根10g，川芎10g，野菊花10g，夏枯草10g，石决明30g，决明子30g。7剂，水煎服，日两服。

按语：中医学认为头痛是一种由脑部脉络拘急或失养所致的自觉头部疼痛为主症的病症。头为人体三阳会聚之所，阳气充沛，其输布充盈脑窍，使脑之功能正常运转，以统全身，若素体阳热过盛，或内生实邪闭阻，外感六淫郁闭，蓄积不解，加之头为诸阳之会，素体阳足而易化火，易使集体邪气蕴化为火，上炎脑窍，侵扰脑络，脑络不宁而变生头痛。《证治汇补·头痛》言："因其本有郁热，毛窍常开，风寒易入，束其内火，闭逆为痛。"《丹溪心法·头眩》言："痛甚者火多。"《景岳全书·传忠录（上）》言："热在上者，为头痛目赤。"

在辨治头痛的历代本草记载中，应灵活采用辨治头痛的相关本草组方施策，治宜祛风散邪、清热泻火、祛痰化湿、理气活血、温阳散寒、补虚扶正等，且根据病机夹杂，相互联合应用。此外，应当注重辨析火热化生之源，标本兼治，如脏腑化生之火，其以肝火易亢，则当佐以清肝泻火，疏肝透热，临证辨治头痛，当重视火热侵扰为害，辨证清热泻火，追本溯源，标本兼治。

本案处方为天麻钩藤饮加减，方中天麻、钩藤平肝潜阳，息风止痉；石决明平肝潜阳，清肝明目，协同君药增强平肝潜阳之功；牛膝可引血下行；川芎活血利水以利于平降肝阳，加野菊花、夏枯草以清肝泻火。诸药共奏平肝潜阳，活血清热，补益肝肾功效。

汗证

【医案 145】董某，女，82 岁，2023 年 7 月 19 日就诊。诉多汗伴乏力 2 周。症见：多汗伴乏力 2 周，无明显心悸不适，无胸闷、胸背痛，无肩臂放射痛，无咳嗽咳痰，纳可，寐安，无腹胀腹痛，大便差，小便可。舌色淡，苔白，脉沉。

中医诊断：汗证（心血亏虚证）。

西医诊断：多汗症；冠心病。

处方：白芍 20g，北柴胡 10g，豆蔻 10g，净砂仁 10g，木香 10g，薏苡仁 30g，山药 20g，浮小麦 15g，炒莱菔子 10g，桃仁 10g，当归 20g，川芎 10g，桂枝 10g，茯苓 20g，白术 10g，黄芪 10g。14 剂，水煎服，日两服。

按语：汗证是以汗出过度为主要临床表现的常见疾病，属于现代医学"多汗症"的范畴。多汗症是指发生在腋窝、手掌、脚底或颅面部的特发性、对称性的双侧汗出过多，是由于汗液排泄调节功能障碍、汗出系统过度活动导致出汗量超过体温调节所需量。

早在《黄帝内经》就有出汗异常的记载。《素问·阴阳别论》云："阳加于阴谓之汗。"《素问·经脉别论》云："惊而夺精，汗出于心；持重远行，汗出于肾；疾走恐惧，汗出于肝；摇体劳苦，汗出于脾。"《黄帝内经素问注证发微》云："肺经内主藏魄，外主皮毛，故所出之汗，亦可谓之魄汗也。"中医学认为汗证是人体阴阳失调，营卫不和，腠理不固而引起阴津外泄的病证，与五脏关联密切。根据汗出的具体症状及表现，可分为自汗、盗汗等。冠心病的汗证是由于痰瘀痹阻心脉，心失气血濡养，心气虚衰，神无所主，气血失和，津不附气而溢于脉外，从而导致汗出。

处方中运用白芍温阳祛湿，补体虚，健脾胃；北柴胡和解表里，疏肝升阳；豆蔻化湿行气；净砂仁化湿理气；木香行气止痛，温中和胃；薏苡仁利水渗湿，健脾，除痹；山药健脾益胃；浮小麦固表止汗，益气，除热；炒莱菔子消食除胀，降气化痰；桃仁活血祛瘀，润肠通便，止咳平喘；当归补血，活血；川芎行气开郁，活血止痛；桂枝温通经脉，助阳化气，平冲降气；茯苓利水渗湿，健脾，宁心安神；白术健脾益气，燥湿利水，止汗；黄芪健脾补中，升阳举陷，益卫固表，利尿。

水肿

【医案146】李某，男，61岁，2023年9月27日就诊。诉双足发凉6年余，加重1周，双足轻微水肿，步行后双足乏力。纳可，寐可，二便可。舌体胖大，边多齿痕，苔薄白，脉沉。

中医诊断：水肿（脾气虚证）。

处方：豆蔻10g，净砂仁10g，薏苡仁30g，山药30g，木香10g，牛膝10g，炒莱菔子10g，川芎10g，醋香附20g，郁金10g，白芍20g，北柴胡10g，茯苓20g，白术10g，桂枝10g，黄芪20g。7剂，水煎服，日两服。

按语：水肿是体内水液潴留泛滥肌肤，表现以头面、眼睑、四肢、腹背，甚至全身浮肿为特征的一类病证。脾主运化，包括运化水谷和运化水液两个方面。运化水液指脾对水液具有一定吸收和输布作用，由于脾居中焦，是气机升降的枢纽，因此脾在人体水液代谢过程中起着重要的调节作用。脾气健运时，水液吸收输布正常，脏腑组织就能得到津液的濡润，多余水液就会及时排泄。脾气虚或脾阳虚会导致脾失健运，水液的吸收和输布障碍，则水液停聚，可出现水湿痰饮，甚至水肿等情况，因此有脾虚水肿的出现。

脾气不足，运化水谷精微及运化水湿功能减弱所引起，临床以纳少腹胀，便溏，疲乏为主要表现的证候。常见泄泻、胃脘痛、腹痛、水肿、痰饮、哮喘、痿证、小儿疳积，以及现代医学的慢性胃肠炎、慢性肾炎、慢性支气管炎、支气管哮喘等疾病。脾、胃同居中焦，脾胃之气统称中气，故脾气虚证属于中气不足范畴。

"脾气虚"一词出于《黄帝内经》，如《灵枢·天年》中有"七十岁，脾气虚，皮肤枯"的论述。其后历代医家对脾气虚证进行了深入研究并有所发挥，指出脾主运化，是气血生化之源，为后天之本。若先天禀赋不足，或素体脾胃虚弱，或后天失于调养，或饮食不节，饥饱失常，或劳倦过度，忧思日久，或年老体衰，或大病久病之后，元气未复，失于调养，则会使脾气亏虚，运化功能失常，导致气血生化乏源，形成脾气虚证。

处方以牛膝引血下行，补益肝肾，强壮筋骨；配伍茯苓、白术、山药补益脾胃，培土以治水；搭配豆蔻、砂仁、炒莱菔子助脾胃运化；再单用一味黄芪，兼顾补气与行气之效。脾的运化正常则脾气不虚，水邪得以遏制，水肿自除。

胃胀

【医案 147】陈某，女，53 岁，2023 年 9 月 11 日就诊。诉胃胀伴呃逆 1 周。症见：胃胀，时有呃逆，无明显心悸不适，无胸闷、胸背痛，无肩臂放射痛，无乏力，无咳嗽咳痰，纳可，寐安，无腹胀腹痛，大便调，小便可。舌暗，苔色白，脉沉。

中医诊断：胃胀（气滞证）。

处方：旋覆花 10g，竹茹 10g，姜半夏 9g，莱菔子 10g，首乌藤 10g，桂枝 10g，柏子仁 10g，炒酸枣仁 20g，醋香附 20g，郁金 10g，白芍 20g，北柴胡 10g，山药 20g，茯苓 20g，白术 10g，川芎 10g。7 剂，水煎服，日两服。

按语：胃脘痞胀是指患者多感胃脘部痞塞，胸膈满闷，常发生胃肠充气，有一种作饱、鼓胀或轻微疼痛不舒服的感觉，甚至厌食等临床症状，往往属于胃气一度失降，不需治疗，待其胃气自然顺和即愈，如果反复发作，或频繁胀气，则应及时治疗。本病的病因及症状多变，治疗要求医者抓住患者主要症状对症下药。由于此病是一组以神经功能紊乱为主的临床症候群，同时又是以患者的精神情绪变化而变化，其临床症状的表现往往错综复杂，千变万化，不易捉摸，这就要求医者，发挥中医辨证论治的特长，抓住主要矛盾，即抓住主要症状，或主要症候群，不能被众多的临床症状所迷惑。治疗应以疏肝理气，解郁安神，调和肠胃为三大治疗原则。根据本病的特点发现，疾病的发生发展往往与患者的精神情绪十分密切，同时临床表现的症状，往往也是以肝气郁结为主要表现，故疏肝理气和解郁安神为其两大治疗原则，疏肝理气可消除临床所表现的腹胀、腹痛等症状，才能有效地治愈此病。

胃胀，病名，胀病之一。主症胀满、胃脘痛。《灵枢·胀论》云："胃胀者，腹满，胃脘痛，鼻闻焦臭，妨于食，大便难。"《医醇剩义·胀》云："胃为水谷之腑，职司出纳。阴寒之气上逆，水谷不能运行，故胀满而胃痛，水谷之气腐于胃中，故鼻闻焦臭，而妨食便难也。"治宜平胃祛寒，用温中平胃散。

呃逆是指胃气上逆动膈，以气逆上冲，喉间呃呃连声，声短而频，令人不能自止为主要表现的病证。《黄帝内经》无呃逆之名，其记载的"哕"即包含本病。呃逆的常见病因主要包括饮食不节、情志不遂、体虚病后。疾病发生与肺胃的关系密切，肺胃之气均以降为顺，两者生理上相互联系，病理上相互影响，肺之宣肃影响胃气和降，且膈居肺胃之间，上述病因影响肺胃时，使胃失和降，膈间气机不利，逆气上冲于喉间，致呃逆。

柴胡疏肝散出自《景岳全书》，原方用于"治胁肋疼痛，寒热往来"，临床疗效显著，应用范围较广。肝主疏泄，性喜条达，其经脉布胁肋循少腹。若情志不遂，木失条达，则致肝气郁结，经气不利，故见胁肋疼痛，胸闷，脘腹胀满。遵《黄帝内经》"木郁达之"之旨，治宜疏肝理气之法。方中以柴胡功善疏肝解郁，用以为君。香附理气疏肝而止痛，川芎活血行气以止痛，二药相合，助柴胡以解肝经之郁滞，并增行气活血止痛之效，共为臣药。白芍养血敛阴，柔肝缓急，使肝不横逆。诸药共奏疏肝行气之功。方中又以旋覆花、竹茹、半夏合用，行降逆止呃之效。同时又辅以首乌藤、柏子仁和酸枣仁以镇静安神，预防出现"胃不和则卧不安"的情况。

发热

【医案 148】潘某，女，58 岁，2021 年 8 月 23 日就诊。诉发热 1 天。症见：发热，头痛，口干口苦，偶有咳嗽，恶心，大便干燥。舌红，苔黄腻，有裂纹、齿痕，脉濡数。

中医诊断：内伤发热。

处方：藿香 10g，佩兰 10g，青蒿 10g，白薇 10g，地骨皮 10g，银柴胡 10g，胡黄连 10g，黄芩 10g，白术 10g，茯苓 20g，山药 20g，生薏苡仁 30g，桂枝 10g，白芍 20g，莱菔子 10g，木香 10g。4 剂，水煎服，日两服。

按语：发热是他觉或自觉体温升高的一种症状，是内科疾病中常见症状之一，是机体正气与邪气相争，阴阳失调的一种病理反应。一般来说，有"阳盛则热"和"阴虚发热"两种基本病机。发热能耗气伤津，损害机体，甚至造成不良后果。发热的病因有外感和内伤；发热方式有急性发热、慢性发热。在中医诊疗体系内，发热还可分为发热恶寒，往来寒热，身热夜深，潮热，五心烦热等类型。在现代医学中，发热是指致热原直接作用于体温调节中枢、体温中枢功能紊乱或各种原因引起的产热过多、散热减少，导致体温升高超过正常范围的情形。

《医学心悟·火字解》将外邪引起的发热称为"贼火"，认为"贼可驱而不可留"，由久病伤正、情志不舒、饮食失调、劳倦过度等引起的内伤发热称为"子火"，"子可养而不可害"，这对掌握外感发热与内伤发热在性质及治法上的根本区别甚有裨益。内伤发热以属虚者为多，切不可一见发热，便用发散解表及苦寒泻火之剂，致耗气伤阴或伤败脾胃，以犯"虚虚之戒"。除气郁化火及痰湿蕴热者可配合清热除湿外，一般均应针对病情补益气血阴阳，以促进脏腑功能及阴阳平衡的恢复。本病根据症状可诊断为内伤发热，早在《黄帝内经》即有关于内伤发热的记载，其中对阴虚发热的论述较详。明代秦景明《症因脉治·内伤发热》最先明确提出"内伤发热"这一病证名称，拟定的气虚柴胡汤及血虚柴胡汤，可供治疗气虚发热及血虚发热时参考。

本案处方适用于阴虚发热，湿热中阻之证，方中佩兰、藿香芳香化浊，开胃止呕，理气和中，既解中焦湿热，又缓反胃之疾。银柴胡味甘苦性微寒，直入阴分而清热凉血，善退虚劳骨蒸之热而无苦燥之弊。胡黄连入血分而清虚热，地骨皮凉血而退有汗之骨蒸，以助银柴胡清骨蒸劳热。青蒿辛散透热之品，清虚热并透伏热使从外解。白薇味苦性寒，善于清热而不伤阴，于阴虚有热者甚宜。黄芩清泻上焦火热，白术、茯苓、山药、薏苡仁健脾运湿，桂枝、白芍合用调和营卫，莱菔子、木香理气化滞。诸药相合，共奏清退虚热，理气化湿之功。

【医案149】谢某，女，71岁，2023年9月24日就诊。诉发热3天，伴恶心呕吐，无咳嗽咳痰，右侧肢体活动不利，无头晕头痛，无胸闷憋气不适，纳差，寐安，二便调。舌红，苔薄白，脉弦。

中医诊断：内伤发热。

西医诊断：肺炎。

处方：藿香10g，佩兰10g，地肤子10g，白薇10g，桂枝10g，白芍20g，银柴胡10g，胡黄连10g，白术10g，茯苓20g，莱菔子10g，木香10g，金银花10g，连翘10g，甘草10g，白扁豆10g。3剂，水煎服，日两服。

按语：凡是不因感受外邪所导致的发热，均属内伤发热的范畴。现代医学所称的功能性低热，肿瘤、血液病、结缔组织疾病、内分泌疾病，以及部分慢性感染性疾病所引起的发热，和某些原因不明的发热，在有内伤发热的临床表现时，均可参照中医内伤发热进行辨证论治。《黄帝内经》中最早出现有关内伤发热的记载。清代李用粹《证治汇补·发热》将外感发热以外的发热分为郁火发热、阳郁发热、骨蒸发热、内伤发热（主要指气虚发热）、阳虚发热、阴虚发热、血虚发热、痰证发热、伤食发热、瘀血发热、疮毒发热11种，对发热的类型进行了详细的归纳。《小儿药证直诀》在《黄帝内经》五脏热病学说的基础上，提出了五脏热证的用方，钱氏并将肾气丸化裁为六味地黄丸，为阴虚内热的治疗提供了一个重要的方剂。《太平圣惠方·第二十九卷》治疗虚劳烦热的柴胡散、生地黄散、地骨皮散等方剂，在处方的配伍组成方面，为后世治疗阴虚发热提供了方向。

处方适用于肺阴亏虚，湿热内阻之证。方中佩兰、藿香芳香化浊，开胃止呕，理气和中，既解中焦湿热，又缓恶心呕吐之疾。银柴胡味甘苦性微寒，直入阴分而清热凉血，善退虚劳骨蒸之热而无苦燥之弊。胡黄连入血分而清虚热，白薇味苦性寒，善于清热而不伤阴，于阴虚有热者甚宜。金银花、连翘清解上焦火热，地肤子清利湿热，白术、茯苓、白扁豆三药合用健脾化湿，桂枝、白芍调和营卫，莱菔子合木香奏理气化滞之效，最后以甘草调和诸药。全方共奏理气化湿，清解虚热之功。

泌尿系统感染

【医案150】杨某，女，74岁，2024年2月28日就诊。诉排尿时尿道疼痛3年，病情持续经反复治疗后无效。症见：排尿困难伴排尿时剧烈疼痛，色微黄、质清、量正常，口苦，咽干，乏力，无明显心悸不适，无咳嗽咳痰，无腹胀腹痛，纳可，寐安，大便正常。舌质暗红，苔白，脉弦。门诊尿常规示：白细胞酯酶（++），潜血（+）。

中医诊断：淋证（下焦湿热证）。

处方：桂枝10g，白术10g，茯苓20g，猪苓10g，泽兰10g，山药20g，薏苡仁30g，莱菔子10g，木香10g，杜仲10g，车前草10g，白花蛇舌草10g，白茅根10g，黄柏10g，知母10g，黄芪10g，延胡索10g，牛膝10g，川芎10g。7剂，水煎服，日两服。

按语：患者主诉排尿时尿道疼痛3年，病情持续经反复治疗后无效，主要症状包括排尿困难伴排尿时剧烈疼痛，尿色微黄、质清、量正常，其他伴随症状包括口苦、咽干、乏力，但无心悸不适、咳嗽咳痰、腹胀腹痛等症状，饮食、睡眠及大便均正常。舌质暗红，苔白，脉弦。尿常规检查结果显示白细胞酯酶（++）和潜血（+），提示可能存在尿路感染。

中医诊断为淋证中的下焦湿热证，病因多为湿热内蕴，蕴结于膀胱。湿热下注膀胱，导致排尿时剧烈疼痛，尿路感染是其主要病理表现。下焦湿热的证候特点为尿道疼痛、尿黄、口苦、咽干、乏力等。根据"湿热相搏，血气不行，壅而为热，热气留滞，故痛"，说明湿热内蕴，阻滞气机，血行不畅，导致疼痛。"淋者，湿热下注膀胱，蓄而不去，迫其小便淋滴涩痛者也"，进一步说明湿热蓄积膀胱，是导致淋证的重要病机。

方中桂枝温经通络，白术健脾燥湿，茯苓利水渗湿，猪苓利尿通淋，泽兰利水消肿，山药健脾益气，薏苡仁利水渗湿，莱菔子行气消食，木香理气止痛，杜仲补肝肾，强筋骨，车前草清热利尿，白花蛇舌草清热解毒，白茅根凉血止血，黄柏清热燥湿，知母清热泻火，黄芪补气升阳，延胡索活血止痛，牛膝活血祛瘀，川芎活血行气。此方药性组合以清热利湿为主，兼顾健脾益气、行气止痛、活血化瘀。通过清利下焦湿热，从根本上解决尿路感染的问题，同时通过健脾益气，增强患者体质，预防疾病复发。

结核病治愈后

【医案151】高某，女，75岁，2023年12月6日就诊。诉肺结核治愈后乏力伴咳嗽半年。症见：间断低声咳嗽，痰黏稠难咳，色白，乏力，咽干咽痒，偶发心慌心悸，无胸痛及肩背部放射痛，无腹胀腹痛，纳可，寐差易醒，二便正常。舌质暗红，舌苔剥脱呈片状，色淡白，脉沉细数。

中医诊断：心悸（气阴两虚证）。

处方：蒲公英10g，射干10g，桔梗10g，甘草10g，莱菔子10g，木香10g，柴胡10g，白芍20g，麦冬30g，天冬20g，郁金10g，香附20g，白术10g，茯苓20g，黄芪10g，白扁豆20g。7剂，水煎服，日两服。

按语：患者主诉肺结核治愈后乏力伴咳嗽半年，主要症状为间断低声咳嗽，痰黏稠难咳，色白，伴乏力、咽干咽痒、偶发心慌心悸，无胸痛及肩背部放射痛，无腹胀腹痛，纳可，但寐差易醒，二便正常。舌质暗红，舌苔剥脱呈片状，色淡白，脉沉细数。中医诊断为心悸，辨证属气阴两虚证。病因可能为结核病耗伤肺气阴津，导致肺气不足，肺阴亏损，进而影响心脏出现心悸症状。"阴虚则火动，阳虚则精怯"说明阴虚火动，导致心悸。"肺气虚则心悸"表明肺气不足，可引发心悸。

处方中蒲公英、射干、桔梗、甘草清热解毒，润肺止咳；莱菔子、木香、柴胡理气止痛，舒肝解郁；白芍、麦冬、天冬、郁金养阴润燥，清心安神；香附疏肝理气；白术、茯苓健脾益气，化湿利水；黄芪补气升阳，白扁豆健脾化湿。此方药性组合以清热解毒、润肺止咳为主，兼顾理气健脾、养阴安神。通过清热润肺，缓解咳嗽；理气健脾，增强体质；养阴安神，改善心悸乏力等症状。

肢体䐜动

【医案 152】龙某，男，27 岁，2023 年 10 月 18 日就诊。诉肢体䐜动半年。症见：间断双上肢指尖䐜动、麻木，消化不良，腹胀，无腹痛，无明显心悸不适，无咳嗽咳痰，纳可，寐安，小便正常，便溏。舌质暗红，苔白，脉沉。门诊肌电图示：无明显异常。

中医诊断：颤证（肝胃不和证）。

处方：黄芪 10g，白术 10g，桂枝 10g，茯苓 20g，山药 20g，薏苡仁 30g，莱菔子 10g，木香 10g，麦冬 30g，地黄 20g，川芎 10g，砂仁 10g，豆蔻 10g，当归 20g，桃仁 10g，白扁豆 20g。7 剂，水煎服，日两服。

按语：颤证属于"痉病"范畴，是一种以肢体不自主震颤为主要症状的疾病。中医学认为颤证的病机主要是肝风内动，筋脉失养。具体来说，颤证的病位在筋脉，与肝、肾、脾、胃等脏器有着密切的关系。病因导致的气血阴精亏虚，不能濡养筋脉；或者痰浊、瘀血壅阻经脉，导致气血运行不畅，筋脉失养；或者热甚动风，扰动筋脉，而致肢体拘急颤动。根据该患者的症状和体征，辨证属肝胃不和证。颤证在中医学理论中多与肝风内动有关，而肝胃不和则表现为肝气犯胃，导致胃失和降，从而出现消化不良、腹胀等症状。患者的肢体瞤动为标，与肝风内动有关，而肝胃功能失调为本。因此，治疗应以调和肝胃为主要原则。

颤证和痉病在中医经典文献中有详细的描述，主要见于《黄帝内经》和《伤寒杂病论》等古代医书。"痿之为病，四肢不用，肌肉枯萎，筋骨拘急，腰脊不举，足不任地，手不能握，目不能视，耳不能听，口不能言，心烦意乱，此痿之状也。"虽然这里主要描述的是痿病，但其中的"筋骨拘急"也反映了肌肉紧张和不自主运动的情况，与颤证有一定的关联。《伤寒杂病论》是东汉时期张仲景所著，对颤证和痉病也有所论述，云："太阳病，发热无汗，反恶寒者，若脉沉迟，名刚痉。"这里描述的是一种外感病邪引起的痉病，特点是发热但不出汗，反而感到寒冷。《金匮要略·痉湿暍病脉证》云："病者，身热足寒，颈项强急，恶寒，时头热，面赤目赤，独头摇，卒口噤，背反张者，痉病也。"这里的描述与《素问》中的描述相似，强调了痉病的典型症状。

处方中黄芪、白术益气健脾，增强脾胃运化功能；桂枝温阳解表，调和营卫；茯苓利水渗湿，健脾安神；山药、薏苡仁健脾益胃，利湿止泻；莱菔子、木香行气消食，缓解腹胀；麦冬养阴清热，润肺止咳；地黄滋阴补肾，强筋骨；川芎活血行气，祛风止痛；砂仁、豆蔻温中行气，化湿止呕；当归补血活血，调经止痛；桃仁活血化瘀，润肠通便；白扁豆健脾化湿，和中止泻。诸药合用，共奏调和肝胃之效。患者服用此方后，消化不良、腹胀、便溏等症状明显减轻。同时通过调和肝胃的治疗，肢体瞤动和麻木的症状得到缓解。

顽固性失眠

【医案 153】刘某，女，54 岁，2023 年 6 月 28 日就诊。诉反复失眠半年，偶发心慌心悸。症见：面色苍白，语声低微，偶发心慌，无心前区疼痛及肩背放射痛，纳可，寐差，二便正常。舌质淡红，舌体胖大，苔薄白，脉沉。

中医诊断：不寐（心脾气虚证）。

处方：瓜蒌 30g，薤白 10g，延胡索 10g，白术 10g，茯苓 20g，莱菔子 10g，酸枣仁 10g，柏子仁 10g，远志 10g，合欢皮 10g，柴胡 10g，白芍 20g，桂枝 10g，首乌藤 10g，莲子心 10g，知母 10g。7 剂，水煎服，日两服。

按语： 患者长期失眠，伴有心慌心悸，面色苍白，语声低微，脉沉，舌质淡红，苔薄白。中医学认为，"心主血，脾主运化，脾胃虚弱，气血不足，心神失养，则夜不安卧"。患者长期失眠，证属心脾气虚，气血亏虚，心神不安。方中瓜蒌、薤白宽胸理气，通阳散结，以疏通胸中郁滞，理气宽中；延胡索行气活血，止痛解郁，辅助理气之功；白术、茯苓健脾益气，助运化之职，助气血生化，养心安神；莱菔子理气化痰，消食导滞，以防气滞痰阻；酸枣仁、柏子仁宁心安神，滋阴养血，为安神之要药；远志开窍宁心，益智安神；合欢皮解郁安神，利于调畅情志；柴胡疏肝解郁，升发阳气，理气安神；白芍柔肝止痛，与柴胡相伍，调和肝脾，柔肝养血；桂枝温通经脉，助阳气生发；首乌藤养心安神，通经活络，与莲子心、知母清心泻火，共同调和阴阳，宁心安神。此方中补脾益气与宁心安神相结合，配伍合理，标本兼治。方中既有瓜蒌、薤白、延胡索理气解郁，宽胸通阳，以解郁结之症，又有白术、茯苓、酸枣仁、柏子仁养心安神，以治失眠之本。正合"营气虚则不常于身，故神不守舍"之意，调心脾之虚，养气血之不足，心神得养，气血调和，病机得解，患者不寐自安。

眩晕耳鸣

【医案 154】 徐某，男，47 岁，2024 年 8 月 14 日就诊。诉眩晕伴耳鸣，自汗出半年。症见：乏力，手心汗出，无心慌心悸，无胸闷憋气，无腹胀腹痛，纳差，寐差，二便正常，偶发腹泻。舌质淡红，舌体胖大，苔少，脉细数。诊间测血压：100/70mmHg。

中医诊断：耳鸣（肝郁脾虚证）。

处方：太子参 10g，黄芪 10g，白术 10g，茯苓 20g，桂枝 10g，甘草 10g，山药 20g，薏苡仁 30g，砂仁 10g，豆蔻 10g，莱菔子 10g，木香 10g，柴胡 10g，白芍 20g，郁金 10g，香附 20g，大腹皮 10g，延胡索

10g，火麻仁 10g。7 剂，水煎服，日两服。

按语：患者眩晕耳鸣，自汗半年，脉细数，舌体胖大，苔少，病机多为肝郁气滞，脾胃失调，气血生化不足，清阳不升，浊阴不降，气机不畅所致。方中药物配伍以补益脾胃，疏肝解郁，理气止鸣为主，充分体现中医"治病求本"之法。太子参、黄芪益气补中，扶正固本，配伍白术健脾补气，茯苓健脾化湿，共同补益脾胃，助气血生化之源；桂枝温通阳气，散寒解表，助升阳明之清气；甘草调和诸药，并补中益气。山药、薏苡仁健脾益气，除湿止泻，以固中土；砂仁、豆蔻理气和胃，助脾胃运化；莱菔子行气消食，化痰除满，合木香行气止痛，调理气机，增强消食化滞之效；柴胡疏肝解郁，理气升阳，与白芍相伍，调和肝脾，缓解肝郁脾虚之症；郁金清心凉血，利胆开郁，助肝郁得解；香附理气解郁，行气止痛；大腹皮行气宽中，利水消肿，助脾胃运化；延胡索行气活血，止痛解郁，疏通气血；火麻仁润肠通便，预防气滞便秘。方中以太子参、黄芪、白术、茯苓、山药等补脾益气为主，以柴胡、郁金、香附疏肝解郁为辅，木香、砂仁、莱菔子调理气机，桂枝温通阳气，诸药共奏补益脾胃、疏肝解郁、理气止鸣之功。正合"补气以行其阳，调气以顺其阴"之义，使气血调和，脏腑得养，病机得解，耳鸣自止，眩晕可愈。

内伤咳嗽

【医案 155】王某，女，55 岁，2024 年 5 月 22 日就诊。诉无明显诱因发间断咳嗽 1 周，服药后无效。症见：偶发咳嗽，咳声低微，痰黄色黏，面色泛红，易怒，无咽痛、咽痒及腹胀腹痛等伴随症状，纳可，寐差，二便正常。舌质暗红，舌体胖大，苔薄白，脉弦。

中医诊断：咳嗽（痰热证）。

处方：火麻仁 10g，瓜蒌 30g，枳壳 10g，茯苓 20g，白术 10g，薏苡仁 30g，山药 20g，白芍 20g，柴胡 10g，紫菀 20g，百部 20g，紫苏叶 10g，芥子 10g，莱菔子 10g，射干 10g，甘草 10g，桔梗 10g，苦杏仁 10g，陈皮 10g。7 剂，水煎服，日两服。

按语：患者症见咳嗽痰黄，面色泛红，易怒，脉弦，舌质暗红，为痰热壅肺，气机不畅之象。李杲云，"久病多痰，痰为火灼，痰火伤肺。"患者素体阳盛，感受外邪，肺失宣降，痰浊壅滞，郁而化热，故咳嗽痰黄。处方中火麻仁润肠通便，助清热化痰；瓜蒌清热化痰，宽胸散结，为君药；枳壳行气宽中，助瓜蒌开胸散结；茯苓、白术健脾化湿，以防脾湿生痰；薏苡仁健脾除湿，加强健脾之功；山药健脾益气，固本防虚；柴胡疏肝解郁，调畅气机；白芍柔肝止痛，与柴胡配伍调和肝脾；紫菀、百部润肺止咳，配伍紫苏叶疏风解表，止咳化痰；芥子、莱菔子下气化痰，宽胸理气；射干清热解毒，散结消肿，以助化痰止咳；甘草调和诸药，并止咳平喘；桔梗宣肺祛痰，利咽开音，配伍苦杏仁下气止咳；陈皮理气化痰。诸药行气消痰，共奏理气化痰，宣肺止咳之功。方中药味相伍，寒温相济，理气化痰与清热解毒并重，共同调和肝肺气机，清热化痰，缓解咳嗽症状，病机得解，患者咳嗽症状自可减轻。此方治痰热之咳嗽，药理精当，正合《温病条辨》"清气化痰"之法。

痞证

【医案 156】郭某，男，50 岁，2024 年 3 月 15 日就诊。诉慢性粒细胞性白血病 1 年，口服伊马替尼，胃肠道反应大；血压 140/70mmHg，舌质红，黄厚腻苔，大便不成形，每天 2～3 次，有肠套叠术后，伴有反酸症状（口服雷尼替丁缓解）。

中医诊断：痞证（脾胃湿热证）。

西医诊断：慢性粒细胞性白血病。

处方：黄连 10g，生白术 15g，茯苓 20g，葛根 10g，山药 20g，炒莱菔子 15g，木香 10g，柴胡 10g，白芍 20g，焦山楂 10g，神曲 10g，炒麦芽 10g，鸡内金 10g，郁金 10g，佛手 10g，香橼 10g，香附 10g，川芎 10g。

复诊：2024 年 5 月 17 日来诊，慢性粒细胞性白血病 1 年 2 个月，夜眠欠安，大便不成形，每天 3～5 次，腹不胀，血压 125/85mmHg，较前好转，舌质红，黄厚腻苔，脉弦。

处方：黄连 6g，莲子心 10g，知母 10g，酸枣仁 10g，柏子仁 10g，远志 10g，合欢皮 10g，柴胡 10g，白芍 20g，郁金 10g，香附 20g，莱菔子 10g，桂枝 10g，白扁豆 20g，焦山楂 10g，神曲 10g，鸡内金 15g。7 剂，水煎服，日两服。

按语：脾胃湿热是胃肠道不良反应中较为常见的一种类型，表现为胃脘部灼热感、口苦、口干、大便黏滞或稀溏、舌质红、苔黄腻等症状。中医学认为，饮食不当、过食油腻或辛辣食物，或长期湿热环境影响，均可导致脾胃湿热。

黄连清热燥湿，泻火解毒，用于治疗湿热蕴结脾胃；生白术和茯苓健脾利湿，增强脾胃功能，改善消化吸收；葛根升阳止泻，用于脾胃湿热引起的腹泻；山药补脾益气，固肾益精，有助于恢复脾胃功能；炒莱菔子、木香、柴胡理气消食，疏肝解郁，改善胃肠道不适。白芍、焦山楂、神曲、炒麦芽养血柔肝，消食化积，促进消化；鸡内金、郁金、佛手、香橼消食化滞，疏肝理气，缓解胃肠道症状；香附、川芎疏肝解郁，活血止痛，用于肝气郁结引起的症状。通过中医辨证施治，结合患者具体病情，制订个体化治疗方案，有助于缓解胃肠道不适，改善整体健康状况。

复诊黄连剂量减少，清热燥湿，同时避免过寒伤阳；莲子心、知母、酸枣仁清心安神，除烦热；柏子仁、远志、合欢皮养心安神，解郁安眠；柴胡、白芍、郁金、香附疏肝解郁，理气和中；莱菔子、桂枝、白扁豆温中健脾，理气消食；焦山楂、神曲、鸡内金消食化积，增强消化功能。

腹痛

【医案 157】郑某，女，43 岁，2023 年 11 月 14 日就诊。诉左下腹隐痛 1 个月余。症见：间断左下腹隐痛，阵发性发作，呈胀痛，无恶心呕吐，纳寐可，二便正常，舌质暗红苔白，脉沉。

中医诊断：腹痛（气滞证）。

西医诊断：慢性盆腔炎。

处方：木香 10g，桂枝 10g，山药 20g，柴胡 10g，川牛膝 10g，莱菔子 15g，延胡索 10g，川芎 10g，白芍 20g，生甘草 10g，大腹皮 10g，生白术 15g，茯苓 20g，郁金 10g，黄芪 20g，香附 15g。7 剂，水煎服，日两服。

按语： 腹痛气滞证是中医临床中常见的一种辨证类型，主要由于情志不遂、饮食不当、外感寒邪等因素导致气机郁滞，气血运行不畅，从而引起腹部疼痛。腹痛气滞证主要病机为气机郁滞。情志不遂，肝气郁结，影响脾胃气机，或饮食不节，损伤脾胃，导致气机不畅，气滞则痛。此外，寒邪或湿邪侵袭，亦可阻碍气机，导致腹痛。治疗腹痛气滞证，应以疏肝理气，调和脾胃为主。通过疏肝解郁，行气止痛的药物，以恢复气机的畅通，达到缓解腹痛的目的。

常用方剂有柴胡疏肝散，四逆散，香砂六君子汤。在治疗腹痛气滞证时，还应注意饮食调养，避免辛辣、油腻、生冷等刺激性食物，以免加重气机郁滞。宜食用易于消化、具有理气作用的食物，如白萝卜、山药、薏苡仁等。情绪对气机的影响不容忽视，腹痛气滞证患者应保持心情舒畅，避免过度紧张、焦虑，可进行适当的运动、音乐、冥想等放松心情的活动，以助于气机的调畅。腹痛气滞证的中医辨证分析，强调从气机郁滞的病机入手，通过疏肝理气，调和脾胃的治疗原则，结合饮食调养和情志调节，以达到缓解腹痛、恢复健康的目的。在具体治疗时，需根据患者的具体情况，辨证施治，以提高疗效。

古代中医文献对腹痛的记载丰富而详尽，这些记载不仅描述了腹痛的症状、病因，还提供了相应的治疗原则和方剂。以下是一些古代医书对腹痛的记载概述。《黄帝内经》作为中医学的奠基之作，对腹痛的记载较为宏观，强调了腹痛与脏腑功能失调的关系。东汉张仲景的《伤寒杂病论》中，详细记录了由不同病因导致的腹痛，如寒邪、湿邪、食积、气滞等，并提供了相应的方剂。例如，对于寒邪引起的腹痛，书中推荐了附子理中汤；对于气滞引起的腹痛，则提到了使用柴胡疏肝散等方剂。唐代孙思邈的《备急千金要方》对腹痛的治疗提供了更多的方剂和方法，书中收录了多种针对不同病因引起的腹痛的治疗方，体现了辨证施治的原则。明代李时珍的《本草纲目》虽然主要是一部药物学著作，但也记载了多种可用于治疗腹痛的中药，如白术、茯苓、木香、砂仁等，为腹痛的治疗提供了药材基础。明代张景岳的《景岳全书》中，对腹痛的病因病机、辨证论治进行了系统阐述，强调了腹痛与脾胃功能、气血运行的关系，提出了"治腹痛必先调脾胃"的治疗原则。《医宗金鉴》进一步总结了前人对腹痛的治疗经验，提供了更为细致的辨证分析和方剂应用指导，如区分寒热、虚实，对症下药。古代医书对腹痛的记载和治疗，不仅反映了古代医家对疾病深入细致的观察和理解，也为后世提供了宝贵的医学知识和治疗经验。这些记载和治疗原则，至今仍在中医临床实践中发挥着重要作用，是中医腹痛辨证论治的理论基础。

处方由多种中药组成，旨在调和气血，疏肝健脾，行气止痛，适用于肝脾不和，气滞血瘀，脾胃虚弱等引起的腹痛。方中柴胡疏肝解郁，升阳散结；香附行气止痛，疏肝解郁；郁金行气解郁，活血止痛；木香行气止痛，调中和胃；延胡索活血止痛，用于血瘀气滞之腹痛；川芎活血行气，止痛；黄芪补中益气，固表止汗，增强脾胃功能；白术健脾燥湿，补气；山药健脾益肺，固肾益精；茯苓健脾利湿，安神；白芍养血敛阴，柔肝止痛；生甘草调和诸药，补脾和胃；桂枝温经散寒，行气活血；川牛膝活血通经，利尿通淋；大腹皮行气消胀，利水消肿；莱菔子消食化积，降气化痰。该方通过柴胡、香附、木香、郁金、延胡索、川芎的疏肝解郁、行气活血之效，调和气血，缓解气滞血瘀引起的腹痛；同时，黄芪、白术、山药、茯苓、白芍的补气养血、健脾和胃作用，增强脾胃功能，促进消化吸收；桂枝、川牛膝、大腹皮的行气活血、通经止痛之效，有助于改善血液循环，缓解疼痛；莱菔子的消食导滞作用，帮助消化，减少食积引起的不适。本方通过综合调理肝脾气血，既解决了腹痛的表象，又从根本上改善了脾胃功能，增强了机体的自我调节能力，对于因肝脾不和、气滞血瘀、脾胃虚弱引起的腹痛具有良好的治疗效果。在具体使用时，需根据患者的具体症状和体质进行适当的加减调整，以达到最佳疗效。

胆囊切除术后

【医案 158】李某，女，72 岁，2024 年 5 月 7 日就诊。诉口干口苦 2 个月余。症见：间断口干口苦，偶有腹胀，无腹痛，无恶心呕吐，无胸闷心悸，纳少，寐安，小便正常，大便不成形。舌质红苔黄，少津。既往胆囊切除病史。

中医诊断：口苦（肝胆湿热证）。

处方：党参 10g，炒白术 10g，茯苓 20g，香附 15g，砂仁 12g，豆蔻 12g，酸枣仁 20g，柏子仁 15g，焦山楂 10g，焦麦芽 10g，焦神曲 10g，鸡内金 10g，柴胡 10g，桂枝 10g，木香 10g，扁豆 15g，黄连 6g，栀子 10g。7 剂，水煎服，日两服。

按语：肝胆湿热是中医临床辨证中常见的证型之一，主要表现为湿热蕴结于肝胆，影响肝胆功能，导致一系列临床症状。辨证分析肝胆湿热，主要从病因病机、临床表现、舌象脉象等方面进行综合判断。肝胆湿热的形成，多因饮食不节，过食肥甘厚腻、辛辣之品，导致脾胃运化失常，湿热内生，或因情志不遂，肝气郁结，郁久化热，热邪与湿邪相合，蕴结于肝胆，影响肝胆疏泄和脾胃运化功能。肝胆湿热临床表现为口苦咽干、黄疸、腹胀或痛、大便不调、纳差、情绪波动，舌质红，苔黄腻或黄厚，脉弦滑或数等。

口苦咽干，为肝胆湿热上扰的表现；黄疸表现为目黄、肤黄、小便黄，是湿热熏蒸肝胆，胆汁外溢的表现。肝胆湿热影响脾胃运化，导致腹部胀满或疼痛。大便不调表现为便秘或大便稀溏，是湿热影响肠道传导功能所致。食欲减退，进食量减少，是湿热影响脾胃功能的表现。情绪波动如易怒、烦躁，是肝胆湿热影响情志的反映。舌质红，苔黄腻或黄厚，脉弦滑或数，为湿热内蕴的特征。

肝胆湿热证的辨证要点为湿热并重。肝胆湿热证中，湿热二者并重，湿重者表现为腹胀、大便稀溏，热重者表现为口苦、黄疸。肝胆功能受损，肝胆疏泄失常，影响胆汁的正常分泌和排泄，导致消化功能减退。肝胆湿热还常伴随情绪波动，如易怒、烦躁等，反映了肝气郁结、肝火上炎的情况。

　　胆囊切除术通常是为了治疗胆囊疾病，如胆囊炎、胆石症或胆囊癌等而进行的手术。在现代医学中，胆囊切除术是一种非常成熟且常见的手术，可以通过传统开腹手术或更常见的腹腔镜手术进行。胆囊的主要功能是储存和浓缩肝脏分泌的胆汁，胆汁在消化脂肪中起关键作用。胆囊疾病可能导致剧烈的腹痛、胆绞痛、感染等严重并发症，因此，当胆囊疾病无法通过药物或其他非手术治疗有效控制时，胆囊切除术是必要的治疗手段。胆囊切除后，胆汁会持续从肝脏分泌，直接流入十二指肠，不再有储存和浓缩的过程。大多数患者能够逐渐适应这种变化，消化功能不会受到显著影响。少数患者在手术后可能会经历暂时性的脂肪消化不良，表现为腹泻或脂肪泻，这是因为缺乏胆汁的浓缩作用，但这种情况通常会随着时间的推移而改善。长期来看，胆囊切除术后的患者消化脂肪的能力可能会略低于正常水平，但大多数患者能够通过饮食调整（如减少脂肪摄入）来适应。胆囊切除术虽然是一种相对安全的手术，但仍有可能发生并发症，包括出血、感染、胆管损伤、术后疼痛、胆汁反流。大多数患者在胆囊切除术后恢复良好，疼痛症状显著缓解，生活质量得到改善。对于一些患者，可能需要一段时间来调整饮食习惯，以适应没有胆囊的消化系统。定期的医学检查和适当的饮食指导对术后恢复和长期健康非常重要。

　　该患者的治疗应以清热利湿，疏肝利胆为基本原则，常用药物包括茵陈、黄芩、龙胆草、栀子、茯苓、泽泻等，代表方剂有龙胆泻肝汤，茵陈蒿汤等。同时，饮食调养非常重要，应避免辛辣、油腻食物，多吃清淡、易于消化的食物，保持良好的生活习惯和情绪状态，有助于疾病的康复。该方是一个典型的中医方剂，综合了多种药材，主要针对脾胃虚弱、消化不良、肝郁脾虚等症状。方中党参补中益气，健脾养胃；炒白术健脾燥湿，止泻；茯苓利水渗湿，健脾安神；香附疏肝解郁，调经止痛；砂仁、豆蔻温中行气，健脾开胃；枣仁、柏子仁养心安神，润肠通便；焦山楂、焦麦芽、焦神曲、鸡内金消食导滞。柴胡疏肝解郁；桂枝温经散寒；木香行气止痛；扁豆健脾化湿，四药合用可调和肝脾，温中散寒。黄连清热燥湿，栀子清热利湿，两药合用可清肝胆湿热。该方通过党参、白术、茯苓等补益脾胃，健脾燥湿的药材，结合香附、柴胡、木香等疏肝解郁，调和肝脾的药物，以及砂仁、豆蔻等温中行气，健脾开胃的药材，再辅以黄连、栀子清热利湿，以及焦山楂、焦麦芽、焦神曲、鸡内金等消食导滞的药物，形成了一个全面调理脾胃功能，促进消化吸收，清热利湿，疏肝解郁的方剂。

胃痞

【医案 159】张某，女，70 岁，2023 年 6 月 4 日就诊。诉腹胀、纳呆半年余。症见：间断腹胀，纳呆，尤其厌食油腻食物，情绪波动（生气）后症状加重，伴有乏力，无腹痛，无恶心呕吐，无胸闷心悸，寐欠佳，二便正常。近期内体重下降 2.5kg。舌质暗红苔白，脉沉弦。患者既往有高血压、高脂血症、脑梗死病史，半年前曾有一氧化碳中毒病史。辅助检查结果未显示异常。

中医诊断：胃痞（肝郁脾虚证）。

处方：柴胡 10g，白芍 20g，郁金 10g，香附 15g，鸡内金 10g，焦山楂 10g， 焦麦芽 10g，神曲 10g，木香 10g，莱菔子 10g，砂仁 6g，白豆蔻 12g，川芎 10g，当归 15g，桃仁 10g，白术 15g，茯苓 20g，山药 20g。7 剂，水煎服，日两服。

按语：胃痞在中医学中，指的是胃脘部（即上腹部）出现痞满不适、胀满、沉重感或轻微疼痛，常伴有嗳气、恶心等症状的一类病症。其发病原因多样，可以从中医学的理论角度来分析，主要涉及以下几个方面。①饮食不当。过量进食、暴饮暴食、进食过于油腻或不易消化的食物，以及饮食不规律，均可能导致脾胃功能紊乱，食物积滞于胃，引发胃痞。②情绪因素。情绪波动，如忧思过度、焦虑、愤怒等，可导致肝气郁结，进而影响脾胃的正常运化功能，引起胃痞。中医学认为，肝主疏泄，情志不畅则肝气不舒，横逆犯胃，影响胃气的和降。③脾胃虚弱。长期饮食不节、劳逸失度、久病体虚等因素，可导致脾胃功能减退，运化无力，食物积滞于胃，引起胃痞。④湿邪阻滞。居住环境潮湿或饮食生冷，湿邪易侵入人体，阻滞中焦（脾胃区域），影响脾胃的运化功能，导致胃痞。⑤气滞血瘀。情志抑郁、久坐不动等，可导致气机不畅，血行受阻，形成气滞血瘀，影响脾胃功能，引发胃痞。⑥寒邪内侵。寒冷刺激或寒邪侵袭，损伤脾胃阳气，导致脾胃运化功能减弱，寒邪凝滞于胃，引发胃痞。⑦其他因素。如年老体弱、先天不足、大病久病后脾胃功能受损，或药物不良反应等，均可能成为胃痞的发病原因。

在中医古籍中，胃痞（或类似的症状）的描述和治疗可以追溯到《黄帝内经》时代，之后在历代医家的著作中都有丰富的记载和深入的探讨。《黄帝内经》中虽未直接使用"胃痞"一词，但其描述的"胃脘胀满""食后腹胀""胃气上逆"等症状与现代中医所指的胃痞十分相似。如《黄帝内经》中有"胃脘痛者，食后则胀"等描述，反映了对胃痞症状及饮食后症状加重的认识。东汉名医张仲景的《伤寒杂病论》中对胃痞有详细的论述，提出了"胃痞""痞满"等病名，并将其分为寒、热、湿、虚等不同性质，根据病机不同采用不同的治法。例如，"伤寒，汗出，解之后，胃中不和，心下痞硬，干噫食臭，胁下有水气，腹中雷鸣，下利者，生姜泻心汤主之。"这里描述了胃中不和、心下痞硬等症状，并给出了具体的方剂。《金匮要略》进一步发展了胃痞的辨证论治，提出了"胃中不和""胃气不降"等概念，对胃痞的治疗提出了更为细致的分类和方药。如胃气上逆，心下痞满，呕吐者，小半夏加茯苓汤主之。不仅描述了胃痞的症状，还提供了具体的治疗方剂。清代医家程钟龄的《医学心悟》中，对胃痞的病因、病机、辨证施治有更深入的探讨，提出"胃痞之病，有寒有热，有虚有实"，强调胃痞治疗中辨证施治的重要性。清代医学巨著《医宗金鉴》中，对胃痞的治疗提供了更多的方剂和治法。清代名医叶天士的《临证指南医案》中，通过大量的临床案例，展现了胃痞的多样性和复杂性，强调了个体化治疗的重要性，为后世医家提供了丰富的临床经验和治疗思路。这些古籍不仅记录了古人对胃痞的认识和治疗经验，也为现代中医临床提供了重要的理论依据和实践指导。通过历代医家的不断探索和总结，中医对胃痞的辨证施治越来越精细，治疗效果也日益显著。

患者情绪波动（生气）后食欲减退加重，提示肝气郁结，影响脾胃功能。中医学认为，肝主疏泄，肝气不畅会影响脾胃的运化，导致食欲不振。患者乏力，厌食油腻，近期体重下降，舌质暗红苔白，提示脾虚。

脾主运化，脾虚则不能正常运化水谷精微，导致消化吸收功能下降，表现为食欲减退和体重下降。治疗应以疏肝解郁，健脾益气，活血化瘀为主。通过调理肝脾，恢复脾胃功能，改善气血循环，从而达到治疗食欲不振、乏力、体重下降等症状的目的。处方中柴胡、白芍、郁金、香附疏肝解郁，调和肝脾。鸡内金、焦山楂、焦麦芽、神曲健脾消食，助消化。木香、莱菔子、砂仁、白豆蔻行气止痛，健脾消食。川芎、当归、桃仁活血化瘀，养血安神。白术、茯苓、山药健脾利湿，补肺固肾，增强体质。在中医治疗中，针对胃痞的发病原因，会采用不同的治疗方法，如健脾和胃、疏肝理气、消食导滞、温中散寒等，以达到调和脾胃、恢复其正常功能的目的。在具体治疗时，还会根据患者的体质、病程、舌象、脉象等综合辨证施治。

绝经前后诸症

【医案160】于某，女，46岁，2023年8月8日就诊。诉烦躁半年余。症见：间断烦躁，多汗，生气后加重，伴右下肢肿胀，纳尚可，寐欠安，二便正常。舌质暗红苔白，脉弦。既往有高脂血症病史。

中医诊断：绝经前后诸症（肝郁脾虚证）。

处方：柴胡10g，白芍20g，郁金10g，香附15g，川芎10g，木香10g，桂枝10g，白术10g，茯苓20g，柏子仁10g，远志10g，酸枣仁10g，夜交藤10g，猪苓20g，山药20g，薏苡仁30g。7剂，水煎服，日两服。

按语：中医学将绝经前后诸症视为女性生命周期中一个重要的生理转变期，这一时期由于卵巢功能的自然衰退，导致体内激素水平，尤其是雌激素的波动或减少，从而引发一系列身体和心理上的不适。中医学认为，这些症状主要与肾、肝、心、脾等脏腑的功能失调有关，具体可从以下几个方面来理解。肾精亏损，中医学认为"肾藏精"，肾精充足是维持女性生理周期的基础。随着年龄增长，肾精逐渐亏损，导致阴阳失衡，表现为更年期的诸多症状，如潮热、盗汗、腰膝酸软等。肝气郁结，肝主疏泄，负责调畅气机和情绪。更年期女性常因情绪波动，导致肝气郁结，出现烦躁易怒、失眠多梦等症状。心脾两虚，心主神明，脾主运化。更年期女性可能出现心脾两虚，表现为心悸、健忘、食欲不振、疲乏无力等。

　　在中医古籍中，虽然没有直接使用"绝经前后诸症"这一现代医学术语，但对更年期女性出现的症状，如潮热、情绪波动、失眠等，都有较为详细的描述和治疗记载。以下是一些重要的中医经典古籍中与更年期症状相关的内容。《黄帝内经》作为中医学的基石，虽没有直接提及更年期，但对女性生理周期的描述，以及对"七七"之年（即49岁左右，与更年期相近）女性生理变化的阐述，为理解更年期症状提供了理论基础。张仲景的《金匮要略》中，有"妇人杂病脉证并治"一章，详细描述了女性的多种疾病，包括与更年期症状相关的"虚劳""烦热""失眠"等，提供了多种治疗方法。孙思邈的《备急千金要方》中也有关于女性更年期症状的记载，并提供了相应的药方和治疗方法。陈自明的《妇人大全良方》是中医妇科的经典著作，书中详细描述了女性在不同年龄段的生理变化和常见疾病，对更年期症状的治疗提供了丰富的药方和经验。李时珍的《本草纲目》中，收录了大量对更年期症状有治疗作用的中药，如当归、熟地黄、白芍、柴胡、酸枣仁等。这些中药在现代中医治疗更年期症状时仍被广泛应用。清代医学著作《医宗金鉴》，对妇科疾病有深入研究，其中也包括了更年期相关症状的描述和治疗方法。这些古籍中记载的理论和方法，至今仍为中医临床治疗更年期症状提供了重要参考价值。中医治疗更年期症状，通常会结合患者的体质、症状和生活环境，采用个性化治疗方案，包括中药、针灸、推拿、食疗等多种方法。

　　处方调和气血，疏肝解郁，健脾安神，以缓解更年期综合征症状。方中柴胡、郁金、香附疏肝解郁：柴胡疏肝解郁，调和肝脾，适用于肝郁气滞所致的烦躁、胸闷等症状；郁金活血行气，清心解郁，常用于情绪抑郁，心烦不寐；香附行气解郁，调经止痛，适用于肝郁气滞引起的胸腹胀痛。川芎、桂枝活血调经：川芎活血行气，止痛调经，适用于血瘀引起的疼痛；桂枝温通经络，活血化瘀，适用于寒凝血瘀所致的疼痛。白术、茯苓、猪苓、山药、薏苡仁健脾利湿：白术健脾燥湿，止汗安神，适用于脾虚湿盛所致的食少便溏；茯苓健脾利湿，宁心安神，适用于脾虚湿盛，心神不宁；猪苓利水渗湿，适用于水湿内停；山药健脾补肺，固肾益精，适用于脾肺气虚，肾精不足；生薏苡仁健脾利湿，适用于脾虚湿盛。柏子仁养心安神，润肠通便，适用于心神不宁，失眠多梦。远志宁心安神，开窍，适用于心悸，失眠，健忘。酸枣仁养心安神，敛汗，适用于心悸失眠，多汗。夜交藤安神解郁，活血通络，适用于心神不宁，失眠多梦。白芍养血柔肝，缓急止痛，适用于血虚肝郁，腹痛拘急。木香行气止痛，健脾消食，适用于气滞所致的腹痛，食少便溏。整体来看，该处方通过调和肝脾，活血化瘀，健脾利湿，养心安神，达到缓解更年期症状的目的，如情绪波动，睡眠障碍，以及由脾虚湿盛引起的消化不良等症状。处方中药物相互配合，既注重整体调养，也针对具体症状进行治疗，体现了中医辨证施治的原则。

中国科学技术出版社医学分社中医书目

ISBN	书　名	作、译者	出版日期	定价（元）
名家名作				
978-7-5046-7359-6	朱良春精方治验实录	朱建平	2017.1	35.00
978-7-5046-8287-1	柴松岩妇科思辨经验录：精华典藏版	滕秀香	2019.5	68.00
978-7-5046-8136-2	印会河脏腑辨证带教录	徐远	2019.1	35.00
978-7-5046-8137-9	印会河理法方药带教录	徐远	2019.1	35.00
978-7-5046-7209-4	王光宇精准脉诊带教录	王光宇	2016.12	29.50
978-7-5046-8064-8	王光宇诊治癌症带教录	王光宇	2018.8	35.00
978-7-5046-8508-7	胡思荣精选病案辨析录	胡思荣	2020.1	35.00
978-7-5046-7507-1	胡思荣中医临床带教录	左明晏，许从莲	2017.5	29.50
978-7-5046-7569-9	李济仁痹证通论	李济仁，仝小林	2018.1	29.50
978-7-5046-7969-7	陈国权八法验案：经方临证要旨	陈国权	2018.5	35.00
978-7-5046-8303-8	陈国权经方临证要旨：妇科五官科男科辨治经验	陈国权	2019.8	38.00
978-7-5046-8168-3	张秀勤全息经络刮痧美容（典藏版）	张秀勤，王振山	2018.10	98.00
978-7-5046-7651-1	吴中朝师承随诊录	王兵，张宁	2018.2	29.50
978-7-5046-8818-7	马派中医传薪	马有度	2020.1	58.00
978-7-5046-8156-0	马派中医传承	马有度	2018.10	48.00
978-7-5046-9267-2	承淡安针灸师承录（典藏版）	承淡安	2022.1	38.00
978-7-5046-9266-5	承淡安子午流注针法（典藏版）	承淡安	2022.1	38.00

出版社
官方微信二维码